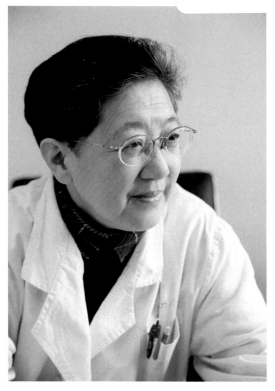

上海市名中医陈湘君教授

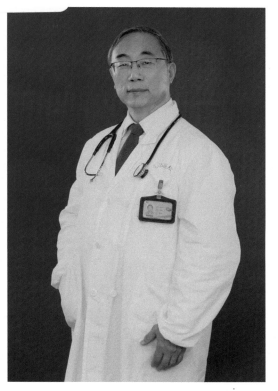

上海市名中医苏励教授

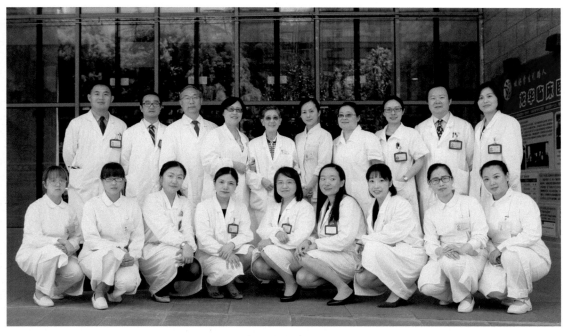

上海中医药大学附属龙华医院风湿免疫科合照

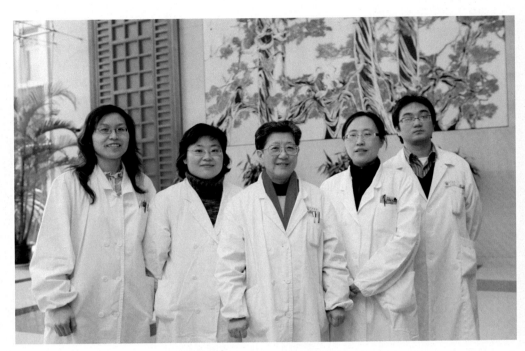

陈湘君名中医工作室成员

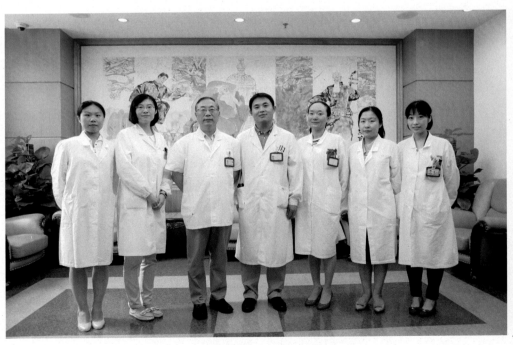

苏励名中医工作室成员

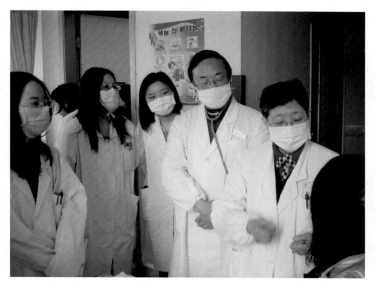

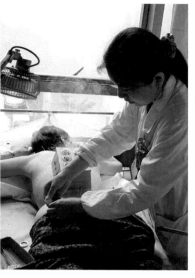

陈湘君教授查房

上海中医药大学附属龙华医院
风湿免疫科特色诊疗技术

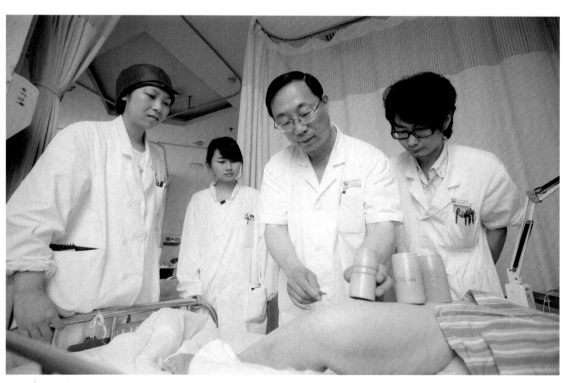

苏励教授指导学生使用中医外治疗法

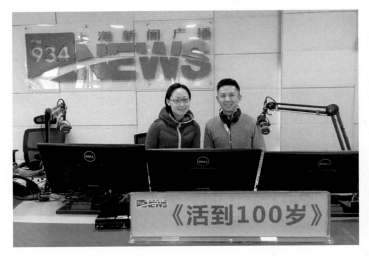

上海中医药大学附属龙华医院
风湿免疫科媒体科普

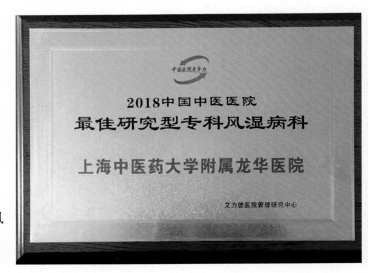

上海中医药大学附属龙华医院风
湿免疫科获 2018 届中国中医医
院最佳研究型专科风湿病科

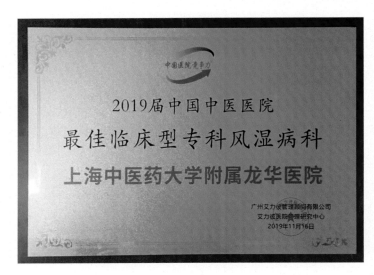

上海中医药大学附属龙华医院风
湿免疫科获 2019 届中国中医医
院最佳临床型专科风湿病科

专病中西医结合诊疗丛书

痛风的中西医结合治疗

茅建春　顾军花　**主编**

陈湘君　苏　励　**主审**

科学出版社

北京

内 容 简 介

　　本书编写组从现代医学、传统医学两方面阐述痛风的病因、发病机制、诊断和鉴别诊断、治疗进展等相关内容;书中收集了上海中医药大学附属龙华医院(以下简称"龙华医院")多年来痛风诊治方面的论文和研究成果,结合龙华医院风湿免疫科多年来临床诊治痛风的经验,全面展现了中医治疗痛风不同阶段的诊疗思路。

　　值得一提的是,本书内容涵盖龙华医院两位上海市名中医陈湘君教授、苏励教授对痛风的认识及治疗经验。这些丰富的诊疗经验、思路及用药特色可为临床医务人员提供借鉴与参考。

　　本书对中西医专科医师、医学研究生、规范化培训医师等临床诊治痛风有一定的帮助,不失为一本专业实用的读物。

图书在版编目(CIP)数据

痛风的中西医结合治疗 / 茅建春,顾军花主编. —
北京:科学出版社,2020.4
　(专病中西医结合诊疗丛书)
　ISBN 978 - 7 - 03 - 064738 - 2

　Ⅰ. ①痛⋯　Ⅱ. ①茅⋯　②顾⋯　Ⅲ. ①痛风—中西医
结合疗法　Ⅳ. ①R589.705

中国版本图书馆 CIP 数据核字(2020)第 048466 号

责任编辑:陆纯燕 / 责任校对:谭宏宇
责任印制:黄晓鸣 / 封面设计:殷　靓

科学出版社 出版
北京东黄城根北街 16 号
邮政编码:100717
http://www.sciencep.com

南京展望文化发展有限公司排版
广东虎彩云印刷有限公司印刷
科学出版社发行　各地新华书店经销

*

2020 年 4 月第　一　版　　开本:787×1092 1/16
2024 年 10 月第九次印刷　印张:4 1/2　插页:2
字数:106 000

定价:65.00 元
(如有印装质量问题,我社负责调换)

《痛风的中西医结合治疗》
编辑委员会

序一

"膏粱之变,足生大疔",早在《黄帝内经》时代就已经有了痛风的零星记载。随着现代社会生活水平的日益提高,痛风也逐渐成为现代社会的常见病、多发病,大众对痛风的认识也从似是而非的理解到相关知识点的科学认识,如痛风与尿酸的关系,痛风与饮食的关系,痛风性关节炎存在急性发作期与间歇缓解期等。也正因为如此,普通大众或痛风患者对疾病治疗的结果要求也越来越高,从单纯的消肿止痛到减少痛风急性发作的次数,再到要求尿酸值维持在一个较低的水平,甚至要求不服用药物也能让尿酸值维持在较低水平。对于我们临床医生来说,患者对我们的医疗技术要求在逐渐提高,这也是我们医生所面临的临床压力之一。

有压力才有动力,本书的内容是龙华医院风湿免疫科医师多年来临床治疗痛风的经验结晶。本书从痛风的中西医历史沿革讲起,系统地介绍了痛风的中医病因病机及西医发病机制、痛风的相关检查、诊断与鉴别诊断、中西医治疗、中医外治特色疗法、养生保健与康复及名中医的经验。其中,西医部分参考了最新的临床指南和国内外研究进展;中医部分均为龙华医院风湿免疫科几十年来的临床实践总结,是风湿免疫科目前在治疗痛风方面使用的诊疗规范。

诚如我前面所言,患者希望通过中西医的治疗,最终能够在不用药的情况下把尿酸值稳定在一个较低的水平,从而杜绝痛风的发作。龙华医院风湿免疫科10余年来也在此方向上做出了努力的探索,在"扶正法"思想指导下,开展了各项研究,创制了系列经验方剂,取得了一定的进展,在本书中也会向大家有所展示。

本书语言流畅,结构严谨,内容丰富,既适合临床医务工作者参考学习,某些章节也适用于痛风患者养生保健之用,值得一读,特此推荐。

"行百里者半九十",医学的道路上永远没有终点,患者对疗效的要求永远是我们医务工作者前进的动力,谨以此书与同道共勉。

陈湘君

上海中医药大学附属龙华医院

2019 年 8 月

序二

人们对于痛风的认识，由来已久。早在 2 500 年前，"西方医学之父"希波克拉底就曾发现痛风与奢侈生活、饮酒进食不节制的关系。在中国元代，著名医家朱丹溪首次提出了"痛风"的病名（包括现今痛风在内的各类关节肿痛疾病）。可见，无论是东方还是西方，痛风都算得上是一个古老的疾病。就是这样一个古老的疾病，在现代社会，却成了一个常见病、多发病。流行病学研究显示，预计至 2020 年底，中国痛风患者人数将超过 1 亿！这的确是一个惊人的数字，因此，无论是对于医学专业人士还是普通大众，认识、了解痛风这一疾病都有着十分重要的意义。

龙华医院风湿免疫科多年来致力于中西医结合防治痛风的临床实践与研究，在临床中已逐步形成了以中医为主辨治高尿酸血症、中西医结合规范诊治痛风性关节炎的诊疗模式和常规，注重中医外治法的运用及患者饮食生活的指导等，取得了较好的临床疗效。同时开展了"健脾化湿解毒方"等经验效方对痛风相关炎性因子的基础研究，取得了一定的研究成果并发表了多篇论文，科室同仁们的努力付出和钻研精神可圈可点，值得进一步发扬。当然，科研的道路永无止境，只有静下心来不断深入地发掘，才能不断获得对痛风更加深入的认识，发现更有效的防治手段！

本书从中西医对痛风的认识历程谈起，全面细致地阐释了痛风的中医病因病机及西医发病机制、临床表现及主要危害、痛风的相关检查、诊断与鉴别诊断、中西医治疗、预后及康复、名中医经验及用药心得等，为读者丰富立体地认识痛风这一疾病提供了一个很好的范式，值得一读，相信大家定会从本书中有所收获！

特为之序，推荐给渴望了解痛风的广大临床医师、痛风或高尿酸血症患者及从事相关研究的工作者们！

苏　励

上海中医药大学附属龙华医院

2019 年 8 月

目录

第一章 概 论

第一节　中西医对痛风的认识历程

一、痛风的概念

痛风作为一种代谢性风湿病,由嘌呤代谢紊乱和(或)肾脏尿酸排泄减少导致血尿酸浓度过高,尿酸析出结晶即尿酸盐结晶沉积在关节囊、滑膜囊、软骨、骨质和其他组织中而引起的无菌性炎症反应,并反复发作。临床表现为突发性关节周围软组织红、肿、热、痛,常在午夜足痛,痛如刀割或咬噬样等,属于一种最常见的晶体性关节炎。痛风属中医学"痹证""历节风"等范畴。中医对于本病的认识多认为正虚卫外不固加之饮食不节所致,湿浊毒邪流注于关节经络,致使关节红、肿、热、痛,疼痛不已,发作每与恣食肥甘、琼浆有关。

高尿酸血症和痛风常联系在一起,两者是同一疾病的不同时期。高尿酸血症是痛风的生化标志和病因。高尿酸血症、反复发作的痛风性急性关节炎、尿酸盐结晶沉积(痛风石)、慢性痛风性关节炎和关节畸形是一系列嘌呤代谢紊乱的病理演变过程。高尿酸血症是指人体内血尿酸升高的代谢性疾病,是痛风产生的生化基础。有的患者有多年高尿酸血症史,但可终生不发作。5%~15%的高尿酸血症患者最终会出现痛风症状。基因与健康的饮食、生活方式也对痛风的发作有着重要影响,因此,并非血尿酸高即为痛风。但血尿酸值越低,痛风的发病率及复发率也越低,故而控制血尿酸水平有着重要意义。在痛风的发病过程中,首先是无症状的高尿酸血症期,其次是急性发作痛风性关节炎期,之后是痛风性关节炎发作间歇期,最后是慢性痛风性关节炎期,最终结局可能是痛风肾病导致的肾衰竭。一般忽视日常体检的患者察觉病情时往往已经是急性痛风性关节炎期了,此时人体内因为持续的嘌呤代谢紊乱导致的体内血尿酸浓度过高已积累到超出人体代偿能力,过多的尿酸从血液和组织液中析出,尿酸盐结晶沉积在关节、皮下及组织内,引起关节炎、皮下痛风石及肾脏尿酸结石,一旦因劳累、扭伤、饮食等因素诱发关节炎,就会突发关节剧痛伴局部红、肿、热、痛。痛风首次发作多在午夜或清晨,一般在数小时内疼痛感最强烈,经过一周左右人体自行调整,病情有所缓解,因此该病有一定的自限性特征。若累及肾脏,导致尿酸排出障碍,则使血尿酸浓度居高不下,关节炎症状也就时作时止,迁延不愈,或表现为慢性的关节肿胀和(或)疼痛。

临床将痛风分为原发性痛风和继发性痛风,其中原发性痛风的患病人数占痛风发病人群的90%左右,继发性痛风占10%左右。原发性痛风是指在排除其他病因的基础上,由体内嘌呤代谢紊乱和(或)尿酸排泄障碍引起,常伴有肥胖、高脂血症、高血压、冠心病、动脉硬化、糖尿病及甲状腺功能亢进等。轻者出现关节疼痛、活动受限,重者可出现肾功能不全甚至残疾,严重影响患者身体健康与生活质量。且原发性痛风具有家族性聚集发病倾向,其机制可能与基因分子缺陷或酶的代谢缺陷有关。继发性痛风多因高嘌呤饮食、肾病、血液病或服用利尿剂等各种致病因素累加导致。研究发现,引起人体内尿酸增高的因素有肥胖、血脂异常、血压增高、血糖升高等,肥胖、高脂血症、高血压、糖尿病同为代谢综合征的发病基础。同时痛风发作也与年龄、性别、嗜酒与否、饮食辛辣等个体因素相关。

按临床表现分类,痛风可分为无症状期、急性发作期、间歇期、慢性期,在不同时期有不同的发病特点。急性发作期患者常在凌晨骤然发病,主要表现为关节灼热、肿胀、剧烈疼痛,此期应让患者注意休息,抬高患肢,保护病变部位避免再次创伤,避免患肢的碰撞、挤压,并积极进行消炎止痛治疗,必要时配合短期激素及秋水仙碱使用。间歇期患者可无明显临床症状,或仅有轻微的关节疼痛,或仅有血尿酸值偏高,伴身困倦怠,头昏头晕,腰膝酸痛,纳食减少,脘腹胀闷等症状。此时,降低血尿酸值成为此期治疗的主要目的。慢性期则是由痛风反复急性发作,历经数年、数十年迁延而来,病情逐渐加重,临床表现复杂多样,可见关节疼痛反复,时作时止,日久不愈,肿胀不甚,局部不热,或呈刺痛、痛有定处,屈伸不利,或见皮下结节或痛风石,局部关节强直畸形,肌肤麻木不仁,或腰膝疼痛,伴有心悸气短、神疲乏力、面色少华。治疗上主要以控制痛风炎症的复发为主,平稳降低血尿酸值至正常范围。由于患者病情反反复复、时好时坏,且需要执行较为严格的低嘌呤饮食,患者往往会丧失治疗信心,容易出现情绪波动,此时医护人员需加强对患者的心理疏导和教育。同时运用中西医手段干预嘌呤代谢异常,控制关节炎发作,避免关节畸形,预防远期肾脏损害。

二、痛风流行病学概况

随着人民生活水平的提高,人们的饮食营养日趋丰富,高嘌呤饮食导致的"富贵病"——痛风的发病率正逐年上升并有明显年轻化趋势。痛风好发于 40 岁以上男性,近年来逐渐向女性人群发展。美国 2007~2008 年普通人群营养与健康调查研究表明,美国成年人发病率约为 3.9%,亚洲地区近年来患病率明显升高。目前全国各地区痛风发病率不同,根据不同时间及地区报道的痛风患病情况来看,随着国家经济的增长,人们消费水平的提高,饮食结构的变化及寿命的延长,《原发性痛风流行病学研究进展》调查研究表明我国痛风的患病率在 1%~3%,并呈逐年上升的趋势,发病率也随着年龄的增加而不断增长。随着人们生活水平的不断提高,高蛋白、高嘌呤饮食增多,加之饮酒、焦虑、疲劳等其他因素,痛风的发病率也逐步呈现城市化、低龄化趋势,且超过半数的痛风患者超重或肥胖。此外,痛风常可与其他代谢性疾病如原发性高血压、冠心病、糖尿病、胰岛素抵抗、肥胖、高脂血症等疾病相伴发生,对人类健康造成严重危害。目前西医治疗主要采用抗炎镇痛药、糖皮质激素类药物、降尿酸药等,虽有一定疗效,但副作用大、复发率高,撤减后尿酸水平容易反弹,加上新一代降尿酸药价格昂贵,临床中能坚持长期用药的患者寥寥无几。但通过中药的配合治疗,可以逐步恢复机体正常代谢能力,同时清除体内的代谢"垃圾"并控制关节炎发作,改善局部关节炎症状,保护肾功能,改善患者的体质,同时还可以改善其他脂代谢、糖代谢等,从而帮助机体恢复正常运作,使血尿酸水平逐步恢复正常,从而使降尿酸药顺利撤减,达到从根本上控制疾病的目的。

大量研究报告显示,痛风发生和发展的影响因素包括家族遗传、肥胖、饮酒、吸烟、高嘌呤饮食、劳累、精神因素、体内微量元素紊乱,以及地域环境等。痛风在人群中的发病也有着明显的性别差异,根据我国不同时间及地区的报道来看,我国痛风患者中,男性患者的发病率明显高于女性,这可能是由于男性饮酒频率和饮酒量明显高于女性,并且雄激素可能促进肾脏尿酸重吸收,抑制肾脏对尿酸的排泄,调节嘌呤生物合成,升高尿酸水平,而雌激素的作用恰好相反,因此男性更易发病。女性痛风的患病率会随年龄而增长,这与绝经期以后女性体内可以调节尿酸代谢及嘌呤生物合成过程的 17β -雌二醇水平的下降有关。

此外,根据中医的体质学说对痛风患者进行分析发现,痰湿体质、湿热体质、气(阳)虚体质在痛风人群中所占比例较大,并在早期痛风患者中亦占有较大比重,且以痰湿体质、湿热体质多见,分别占41.93%、25.81%。另外不同的性别、年龄、职业、居住环境与痛风的发病也有关。故而痛风的发病是体质、生活习惯和环境因素共同作用的结果。

三、中医对痛风的认识

中医认为痛风当属"脚气""痹证""历节风""白虎历节""痛痹"等范畴。"痛风"一词最早见于南朝梁时陶弘景的《名医别录》:"独活,微温,无毒。主治诸贼风,百节痛风无久新者。"这里的"痛风"是指由于邪风侵袭导致的关节疾病,应当属于"痹证"范畴。金元时期,风湿痹证百家争鸣。明清两代更是在前人基础上进一步完善发展,对于痛风的认识也更加丰富。

1. 外感风寒湿邪致病

元代朱丹溪明确地提出"痛风"的病名,并在《格致余论·痛风论》中指出:"彼痛风者,大率因血受热,已自沸腾,其后或涉冷水,或立湿地,或扇取凉,或卧当风,寒凉外抟,热血得寒,污浊凝涩,所以作痛,夜则痛甚,行于阴也。"《丹溪心法》曰:"四肢百节走痛,他方谓之白虎历节风证是也。"明代张景岳在《景岳全书·脚气》中认为,外是阴寒水湿,今湿邪袭人皮肉筋脉;内由平素肥甘过度,湿壅下焦;寒与湿邪相结郁而化热,停留肌肤,病变部位红肿潮热,久则骨蚀。他认为脚气可归属于痛风。清代张璐《张氏医通·痛风》认为痛风多由风寒湿乘虚袭于经络,气血凝滞所致。

2. 阴虚血热致病论

李梴在《医学入门》中曰:"形怯瘦者,多内因血虚有火;形肥勇者,多外因风湿生痰;以其循历遍身,曰历节风,甚如虎咬,曰白虎风。痛必夜甚者,血行于阴也。"龚廷贤在《万病回春》中又指出:"一切痛风肢体痛者,痛属火,肿属湿……所以膏粱之人多食煎、炒、炙、爆、酒肉,热物蒸脏腑,所以患痛风,恶疮痈疽者最多。"认为痛风好发于饮食不节之人。清代林佩琴《类证治裁》曰:"痛风,痛痹之一症也……初因风寒湿郁痹阴分,久则化热致痛,至夜更剧。"

3. 脾虚湿阻致病

《素问·痹论》云:"饮食自倍,脾胃乃伤。"湿邪阻滞,肥人多痰,郁久化热,《素问·太阴阳明论》云:"伤于湿者,下先受之。"加之外邪、外伤或七情内伤等因素诱发内伏热毒而成痹。

4. 血瘀痰阻致病

《外台秘要》云:"热毒气从内而出,攻于手足,则赤热肿痛也,人五脏六腑井荥输,皆出于手足指,故此毒从脏腑而出也,攻于手足也。"日久又兼血瘀,反复发作,缠绵难愈。

四、西医对痛风的认识

在西方,人们认识痛风的历史可追溯到2 500年前的希波克拉底时代,人们认识到痛风发病人群及发病时间的一定规律,认为痛风是"不能步行的病",并且有"痛风是富者的关节炎,而风湿是贫者的关节炎"的说法,因此痛风常被认为是"富贵病""帝王病"。从古罗马时代开始,人们开始注意到铅元素与痛风发病之间存在联系,并将铅中毒作为痛风的病因。历史上许多著名人物如菲利普二世、路易十四、牛顿、本杰明·富兰克林、亚历山大三世、歌德、达尔文、伽利略等皆深受其苦。公元 3 世纪,在罗马首次有了对痛风石的描述,且在 5 世纪时,已有运用秋水仙碱治疗关节炎的记载。18 世纪后,随着超声等影像技术的发展,人们对于痛风的认识进入加速阶段。1684 年,列文虎克首先观察到了痛风石内尿酸盐结晶的显微镜下形态。1797 年,英国化学家在尿液中发现尿酸的存在。19 世纪,英国医生加洛德首次观察到血液中尿酸的存在,以及认识到高尿酸血症与痛风的相关性。随后,人们认识到尿酸的代谢机制。现代医学发展迅速,能够精确测定血尿酸值并观察到尿酸盐结晶,并从基因等多方面找到痛风发作的原因。时至今日,在各类国内外临床指南中皆以有关节症状的部位穿刺发现尿酸盐结晶作为诊断痛风的金标准,且列于首要位置。

第二节 痛风的中医病因病机及西医发病机制

一、中医对痛风病因病机的认识

鉴于本病症情复杂,发病因素多样,因此对本病病因病机的认识尚未完全统一,目前大致有以下几种观点。

1. 痰瘀致病

朱良春教授、胡荫奇教授、王海南教授等认为痛风是因痰、湿及气血亏虚致瘀证所致。李时珍《濒湖脉学》曰:"痰生百病食生灾。"《类证治裁·痹症论治》云,久痹不愈"必有湿痰败血瘀滞经络"。叶天士《临证指南医案》曰:"经以风寒湿三气合而为痹,然经年累月,外邪留着,气血皆伤,其化为败瘀凝痰,混处经络。"王清任在《医林改错》中也提出了"痹有瘀血"之学术论点,提倡用活血化瘀法治疗痹证。痰瘀内生是痛风发病的病理基础,且痰瘀贯穿于痛风的整个病程,无论痛风处于间歇期或是急性发作期,活血化痰的治法皆应贯穿始终。

2. 脾虚为本

陈湘君教授、路志正教授、温成平教授等认为痛风起于脾胃,素体饮食肥甘,脾运失健,湿热壅滞,凝涩关节,治当以健脾化浊。"脾为后天之本""四季脾旺不受邪",脾虚不健,导致其主运化功能失职,易招致内外湿相合,湿浊内阻。脾运化失司易造成体内物质、能量之间的转化障碍,营养物质或代谢终产物过度堆积,从而形成痛风,尿酸、血糖、血脂等代谢异常。

3. 肾虚为本

胡玉灵教授、王义军教授等认为痛风以肾虚为本,湿毒瘀滞为标,故嗜食膏粱厚味以补之。肾功能失调,脾失健运,肾气不化,清浊失司,湿浊内生,蕴久化热生痰,瘀阻经脉,酿生浊毒而百病生。李小娟教授等也认为其发病与素体禀赋不足,加之饮食不节,助湿生热,流注关节。治疗重在扶正为本,调和营卫,清热祛湿。

虽然各家对于病机的认识略有不同,但皆以健脾化湿贯穿始终,秉承"急则治标,缓则治本"的治疗原则,在痛风的治疗中各有特色。同时,皆强调饮食调控的重要性,避免肥甘厚腻饮食。另外,要适当运动,脾主四肢肌肉,运动四肢可健脾以助运化湿,并注意避免房劳体劳,以免耗伤脾肾之精气而使湿邪有可乘之隙。

二、西医对痛风发病机制的认识

1. 嘌呤代谢过程

嘌呤是人体内的有机化合物,从食物摄取的嘌呤约占20%。海鲜及肉类的嘌呤含量较高,由肝脏从头合成途径和补救合成途径中合成的嘌呤约占80%,消化道和肾脏对嘌呤的吸收、排泄是体内嘌呤的主要代谢途径。嘌呤的合成器官主要是肝脏,其次是小肠黏膜和胸腺。嘌呤核苷酸合成部位在胞液,由5-磷酸核糖、天冬氨酸、谷氨酰胺及二氧化碳(CO_2)等合成。在一系列酶的作用下首先单独合成次黄嘌呤核苷酸(IMP),然后再转变成腺嘌呤核苷酸(AMP)与鸟嘌呤核苷酸(GMP)。嘌呤分解的基本过程是核苷酸在核苷酸酶的作用下水解成核苷,进而在酶的作用下形成自由的碱基及1-磷酸核糖。最终分解成尿酸,随尿排出体外。

2. 尿酸生成机制

嘌呤代谢的最终产物为尿酸,通过不断地生成、排泄在血液中维持一定浓度。现代研究表明,嘌呤代谢中酶的功能缺陷是影响尿酸合成量增加的重要遗传因素,磷酸核糖基焦磷酸(PRPP)合成酶的高活性和次黄嘌呤-鸟嘌呤磷酸核糖转移酶(HGPRT)的基因突变一直是相关研究的重点。且近年来,国内外针对血尿酸水平及痛风的全基因组关联研究已发现了多个痛风危险基因,如 SLC2A9 基因、ABCG2 基因、cGMP 依赖的蛋白激酶 II 基因、SLC22A12 基因与 SLC22A11 基因、PDZK1 基因等,嘌呤核苷酸合成的必需底物剂量匮乏,可导致嘌呤核苷酸代谢反馈调控受阻,使体内的尿酸增加。据家庭隔离分析(避免饮食及其他生活习惯的影响),血尿酸水平显示高度遗传性(遗传率39.9%)。故绝大多数高尿酸血症系多基因遗传病。

3. 尿酸排泄途径

在正常情况下,体内产生的尿酸2/3由肾脏排出,1/3由大肠排出(图1-1)。肾脏对尿酸的排泄主要包括4个过程:肾小球过滤、近曲肾小管重吸收、主动分泌和分泌后的重吸收。有一些尿酸转运蛋白参与了近曲肾小管对尿酸的重吸收和主动分泌,尿酸盐转运蛋白基因变异可能是高尿酸血症的重要发病机制。而其他涉及碳水化合物代谢的基因变异也会直接或间接地影响尿酸的合成与排泄。此外,胰岛素可影响肾小管中钠的排泄,从而抑制尿酸经尿排出,使血尿酸值升高。内脏脂肪蓄积也使得经门静脉流入肝脏大量游离脂肪酸,当甘油三酯合成亢进时,PRPP 的合成亢进致使尿酸产生亢进。故而胰岛素抵抗、肥胖等因素也影响着痛风的发生和加重。

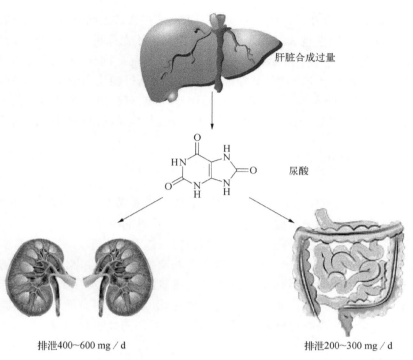

肝脏合成过量

尿酸

排泄400~600 mg／d

排泄200~300 mg／d

图 1-1　尿酸代谢途径

第三节　痛风的临床表现及主要危害

痛风的病程分为无症状期、急性发作期、间歇期和慢性期四期。原发性痛风好发于 40～50 岁的男性,少部分酶缺陷者发病年龄可提前。患者一般均有长达数年至十数年的无症状高尿酸血症期,后出现痛风性关节炎的急性发作。首次发作后,经数周至更长的间歇期,出现第二次发作,以后关节炎发作频繁,久而久之出现关节畸形、痛风石和肾脏的慢性病变。

一、无症状高尿酸血症

尿酸是人类嘌呤化合物的终末代谢产物,高尿酸血症是指在正常嘌呤饮食状态下,非同日两次空腹血尿酸水平男性高于 $420\ \mu mol/L$、女性高于 $360\ \mu mol/L$,即称为高尿酸血症。本病患病率受到多种因素的影响,与遗传、性别、年龄、生活方式、饮食习惯、药物治疗和经济发展程度等有关。根据近年各地高尿酸血症患病率的报道,21 世纪 20 年代我国约有高尿酸血症患者 1.2 亿,约占总人口的 10%,高发年龄为中老年男性和绝经女性,但近年来有年轻化趋势。无症状高尿酸血症指患者仅有高尿酸血症而无关节炎、痛风石、尿酸结石等临床症状,在成年男性痛风患者中,5%～7%是由高尿酸血症发展而来,这些患者不曾有过痛风关节炎发作,只是体检时,偶然发现血中尿酸值偏高。高尿酸血症是痛风的发病基础,但不足以导致痛风,只有尿酸盐结晶在机体组织中沉积下来造成损害才出现痛风。血尿酸水平越高,未来 5 年发生痛风的可能性越大。痛风的发作主要是由于血尿酸浓度迅速波动所致。血尿酸升高,尿酸形成结晶,在滑液中沉淀形成针状尿酸盐结晶。血尿酸下降时,已经形成的痛风石表面便会溶解并释放出不溶性针状结晶。尿酸盐结晶可趋化白细胞,白细胞吞噬晶体后释放炎性因子(如白细胞介素等)和水解酶,导致细胞坏死,释放出更多的炎性因子,引起关节软骨溶解和软组织损伤,从而引起痛风的急性发作。因此,痛风发作时血尿酸水平不一定高。

二、急性痛风性关节炎

起病急骤,大多突然发作,其特点为下肢不对称的单关节炎,半数以第一跖趾关节为首发关节。90%的病例在病程中有拇趾关节炎发作史,受累的关节依次有跖趾关节、踝关节、足跟、膝关节、腕关节、掌指关节等,罕见于骶髂、脊柱、髋和肩关节。局部疼痛剧烈,难以忍受;活动受限,皮肤暗红,肤温升高,症状类似急性蜂窝织炎或急性淋巴管炎。初次发作,轻者数小时或 1~2 天内可自行缓解,重者持续数日或数周。有时炎症消退后,局部皮肤出现暗红、皱褶、脱屑,并伴轻度瘙痒,此为痛风特有的症状,留心观察有助于痛风的确诊。部分痛风发作可有如下诱因:高嘌呤食物、饮酒、受冷、劳累、创伤或精神刺激等。

三、痛风石及慢性关节炎

痛风石又称痛风结节,是痛风晚期表现之一,其形成与血尿酸浓度、病程及治疗效果密切相关。血尿酸若持续高于 660 μmol/L,病程 10 年以上,未用药物治疗者几乎 100% 可形成痛风石。一般认为,痛风石是尿酸盐结晶沉积组织所致,由于尿酸盐结晶不易透过血脑屏障,故除中枢神经外,几乎所有组织均可形成痛风石,以关节软骨及其周围多见,好发于外耳,尤以耳轮多见,其次为尺骨鹰嘴、跖趾、指骨间等。其特征为突出皮表的类圆形结节,数目和大小不等,质地柔软,有时不易与风湿或类风湿结节区分。痛风结节破溃后可排出白色晶状液体,如做偏振光显微镜检查内容物可发现针形尿酸盐结晶,这是鉴别痛风石的有力证据。

痛风在首次发作缓解后,有无复发个体差异较大,若血尿酸值控制不佳,半数可于 1 年内再度复发。随着病程的发展,发作部位可由单关节累及至多处关节,发作频次增多,间歇期也随之缩短,部分患者可出现持续性的关节隐隐不适,其主要原因为尿酸盐结晶或痛风石在关节处的沉积。此外,慢性痛风性关节炎也会有急性发作期,以关节红肿热痛、日渐加剧为症状,若血尿酸值不能得到控制而致症状反复,终使关节结构及其周围组织破坏,致畸致残。

四、肾脏病变

1. 尿酸盐结晶对肾脏的损伤

尿酸与肾脏疾病关系密切。除尿酸盐结晶沉积导致肾小动脉和慢性间质性肾炎使肾损害加重以外,许多流行病学调查和动物实验研究显示,尿酸盐结晶可直接使肾小球入球微动脉发生微血管病变,导致慢性肾脏疾病。

约20%的痛风患者并发肾脏尿酸结石,肾脏尿酸结石是由于尿酸盐结晶沉积在肾及尿路,多数肾脏尿酸结石体积较小,直径<1 cm,可以通过尿道排出。痛风石的形成,提示尿酸盐结晶在皮下组织及肾间质等处的沉积比无痛风石者更加严重。高尿酸血症是肾小管损伤、肾衰竭和IgA肾病的独立危险因素,约90%痛风患者有肾脏损害,痛风伴高尿酸血症患者因尿酸结石梗阻可引发急性肾衰竭,慢性痛风伴高尿酸血症主要表现为间质性肾炎。

2. 尿酸性/痛风性肾病

尿酸性肾病是由于血中尿酸产生过多或排泄减少形成高尿酸血症所致的肾损害,通常称为痛风性肾病,临床表现可有尿酸结石、小分子蛋白尿、水肿、夜尿、高血压、血尿酸及尿尿酸升高、肾小管功能损害等。本病西方国家常见,国内以北方多见,无明显的季节性,肥胖、喜食肥甘及酗酒者发病率较高。男女患者比例为9∶1,85%为中老年人。本病早期多伴有痛风性关节炎及痛风石,肾损害早期表现为轻度蛋白尿,尿液中有少量红细胞及尿浓缩功能减退;后期出现高血压、肾功能减退,少数出现尿毒症。肾活检可见髓质内有放射状针形尿酸盐结晶及肾间质慢性炎症改变。故应在疾病早期给予降尿酸药物控制高尿酸血症以保护肾功能,肾脏病变可因此减轻或停止发展,如延误治疗或治疗不当,则病情可恶化并发展为终末期肾衰竭而需要透析治疗。

五、合并症

1. 高尿酸血症与高血压

目前,多个流行病学研究证实,高尿酸血症是高血压发病的独立危险因素,血尿酸水平每增高 59.5 μmol/L,高血压发病相对危险增高 25%。临床研究发现,原发性高血压患者90%合并高尿酸血症,而继发性高血压患者只有 30%合并高尿酸血症,提示高尿酸血症与原发性高血压有因果关系。

2. 高尿酸血症与糖尿病

长期高尿酸血症可破坏胰岛 B 细胞功能而诱发糖尿病,且有研究证实,长期高尿酸血症与糖耐量异常、糖尿病发病有因果关系。

3. 高尿酸血症与高甘油三酯血症

流行病学资料一致显示,血尿酸和甘油三酯之间有相关性。关于尿酸及甘油三酯关系的一项前瞻性队列研究发现,基础甘油三酯是未来高尿酸血症的独立预测因素。

4. 高尿酸血症与代谢综合征

代谢综合征的病理生理基础是高胰岛素血症和胰岛素抵抗。胰岛素抵抗使糖酵解过程及游离脂肪酸代谢过程中血尿酸生成增加,同时通过增加肾脏对尿酸的重吸收直接导致高尿酸血症,代谢综合征患者中 70%同时合并高尿酸血症。

5. 高尿酸血症与冠心病

有研究显示,高尿酸血症是普通人群冠心病死亡的独立危险因素。高尿酸血症与高血压有关,常出现在 25%未经处理的高血压患者及 50%的服用利尿剂的患者,而恶性高血压中并发高尿酸血症则可以达到 75%。高尿酸血症可以作为高血压或冠心病的危险因素,亦可作为高血压本身的病理状态。高尿酸血症合并高血压患者比血压正常的高尿酸血症者痛风发病率高出 3 倍。

第二章 痛风的相关检查

第一节 实验室检查

临床上诊断痛风一般依据临床症状、实验室检查及影像学检查,三者结合能提高诊断的准确性。对血尿酸正常的痛风疑似患者,在医院有相关设备和条件的情况下,可考虑使用双源双能量 CT(以下简称"双能 CT")进行辅助诊断,对临床表现不典型的痛风疑似患者,也可考虑使用超声检查受累关节及周围肌腱与软组织以辅助诊断,根据痛风患者临床特征、实验室检查和影像学检查仍无法确诊时,可行关节腔穿刺抽液,检查关节液中是否存在尿酸盐结晶。

一、血液检查

1. 血常规、C 反应蛋白和红细胞沉降率检查

(1)血常规 痛风急性发作期,外周血白细胞计数升高,通常为(10~20)×10⁹/L,很少超过 20×10⁹/L,中性白细胞可相应升高。高尿酸血症后期导致肾功能不全者,可有轻、中度的肾性贫血。

(2)C 反应蛋白 C 反应蛋白(C-reactive protein,CRP)是一种急性时相蛋白,在正常情况下 CRP 微量存在(<10 mg/L)。当组织受到损伤或有炎症时,巨噬细胞释放炎症因子,刺激机体合成急性时相蛋白,其中 CRP 升高最为显著,且 CRP 的水平高低可反应炎症的严重程度。痛风急性发作时 CRP 明显增高,由于其半衰期短于 24 h,故一旦炎症控制,CRP 迅速下降。

(3)红细胞沉降率 红细胞沉降率(erythrocyte sedimentation rate,ESR),简称血沉,是指红细胞在一定条件下沉降的速度。红细胞间的聚集力大,ESR 就快,反之就慢。绝大多数急性感染,有组织变性都有异常蛋白进入血液,导致 ESR 加速。因此,临床上常用 ESR 作为反映身体内部的某些炎症性疾病。ESR 正常值在 0~20 mm/h 之间,痛风急性发作期 ESR 可增快,但通常<60 mm/h。ESR 受感染、炎症、组织坏死、肿瘤等多种因素影响,临床可将 ESR 作为痛风急性发作的参考指标之一。

2. 血尿酸测定

正常嘌呤饮食状态下,非同日两次空腹血尿酸水平成年男性高于 420 μmol/L(7 mg/dL),女性高于 360 μmol/L(6 mg/dL),具有临床诊断价值。血尿酸水平的高低受种族、饮食、年龄、体重及体表面积等因素影响。一般而言,尿酸水平随年龄增加而升高,尤以绝经期后女性更为明显,血尿酸值高于同性别正常人平均值 2 个标准差以上可视为高尿酸血症。值得注意的是,影响血尿酸水平的因素较多,患者的血尿酸水平与其临床表现的严重程度并不一定完全平行,甚至少数处于关节炎急性发作期患者的血尿酸浓度可以是正常的。

3. 肾功能测定

血尿酸浓度增高达到过饱和状态,尿酸盐结晶沉积于肾脏而引起病变即痛风肾病,一般

来说痛风性肾病多在不知不觉中发病,而且进展缓慢,常经历10~20年才发生肾衰竭。在肾功能损害早期代偿阶段,血肌酐、血尿素氮可在正常范围。若治疗不当或未及时治疗,病情将恶化为慢性肾衰竭,肾小球滤过率(glomerular filtration rate,GFR)下降到正常的50%以下时,血肌酐和血尿素氮的浓度迅速升高。血肌酐的正常值在各个医院的衡量标准有所不同,一般来说血肌酐正常值范围为44~133 μmol/L,当血肌酐超过133 μmol/L时意味着肾脏出现损伤,已经肾功能不全。血尿素氮和血肌酐同是评价肾功能的两个重要指标,血尿素氮数值的高与低反映着肾脏功能的好与坏。血尿素氮值高于正常值即是尿素氮偏高。正常成人空腹血尿素氮值为3.2~7.1 mmol/L(9~20 mg/dL),较易受饮食、肾血流量的影响。胱抑素C作为一种内源性标志物,反映着GFR的微小变化,其诊断准确性明显优于血肌酐,近年来被逐渐重视。正常情况下血液中胱抑素C含量在(0.6~1.03 mg/L),高尿酸血症引起的早期阶段肾功能未受影响时,可由此指标反映肾脏的微小病变。

二、尿液检查

1. 尿常规检查

痛风或高尿酸血症早期患者尿常规检查一般无异常,后期累及肾脏者,可出现蛋白尿、血尿或脓尿,尿常规中可见白细胞、尿蛋白阳性,偶见管型尿。尿酸盐结晶损伤肾间质及输尿管时尿常规可见红细胞与潜血阳性。并发肾结石者,可见明显血尿,亦可见酸性结石排出。

2. 尿尿酸测定

无嘌呤饮食及未服影响尿酸排泄药物时,正常成人24 h尿尿酸总量不超过3.54 mmol (600 mg)。尿尿酸>4.5 mmol/24 h,常提示尿酸产生过多。90%原发性痛风尿尿酸<3.54 mmol/24 h,通常尿尿酸值>4.5 mmol/24 h多见于非肾源性继发性痛风。

三、特殊检查

1. 关节穿刺抽液和痛风石检查

对痛风患者行关节穿刺术抽取关节液,在偏振光显微镜下,可见到被白细胞吞噬的或游离的尿酸盐结晶。该结晶呈针状,并有负性双折光现象,这一现象在痛风急性发作期的阳性率约为95%。但是用普通光学显微镜,其阳性率仅为偏振光显微镜的一半左右。无论患者是否接受治疗,绝大多数处于间歇期的痛风患者进行关节液检查时,仍然可以见到尿酸盐结晶。因此,本项检查具有确诊意义,应视为痛风诊断的"金标准",由于本项检查为有创检查,因此不作为诊断痛风的常规检测。

2. HLA - B * 5801 基因

HLA - B * 5801 是人类庞大的基因组中的一个基因,根据目前的研究,它与药物过敏引起的严重皮肤不良反应高度相关,这其中就包括治疗痛风的首选药别嘌醇。在亚裔人群中(包括我国),HLA - B * 5801 的阳性率较高,这也成为亚裔人群服用别嘌醇的重要顾虑之一。研究发现,HLA - B * 5801 基因型与临床使用别嘌醇产生史蒂文斯-约翰逊综合征(Stevens-

Johnson Syndrome,SJS)、中毒性表皮坏死松解症(toxic epidermal necrolysis,TEN)等严重不良反应密切有关,严重时可导致残疾甚至致命。目前很多国家和地区要求,在服用别嘌醇前必须进行*HLA - B * 5801*检测。美国风湿病学会(American College of Rheumatology,ACR)在2012年的痛风诊治指南中也建议亚裔人群在服用别嘌醇前检测 *HLA - B * 5801* 基因。

第二节 影像学检查

一、X线检查

痛风性关节炎在 X 线片上可体现出一定程度的异常表现,最常见的发病部位为手、足小关节,尤其是第一跖趾关节,约 81.6% 的痛风患者在此部位发病。痛风性关节炎不同疾病阶段在 X 线片上表现会有所不同,早期:关节邻近软组织肿胀,非钙化痛风结节形成,骨皮质轻微压迫或骨缺损,骨髓腔水肿信号,关节囊、关节腔积液。中期:关节旁软组织肿胀进一步明显,内可见微小钙化,邻近骨皮质出现不规则缺损,并累及松质骨,缺损边缘锐利、翘起,呈所谓"悬挂边缘症",为本病较特殊表现。软骨受累、破坏主要表现为关节间隙变窄,关节面穿凿样骨质或小囊状破坏缺损。晚期:软组织肿胀增大,痛风石密度更高,呈条片状钙化。骨和关节广泛破坏,相互融合成蜂窝状,关节邻近骨质向心性吸收,关节间隙明显变窄,甚至出现关节强直畸形、半脱位或脱位。X 线检查对痛风性关节炎的早期诊断意义不大,但可用于病变后期关节破坏程度的评估。

二、超声检查

高频超声以其简便价廉、无创、可重复强的特点,在痛风性关节炎的诊断和疗效评估中的价值日益凸显。痛风病变主要表现为关节囊肿胀伴积液、滑膜增厚、"双轨征"、痛风石、骨侵蚀及关节周围病变,超声表现:① 关节腔内见不均质的光点及增厚的滑膜,积液透光差,表现为关节囊肿胀伴积液;② 影像中出现一条不规则的强回声带覆盖在关节软骨表面,即"双轨征";③ 关节腔内出现被一个无回声环包绕的片状或卵圆形不均质,稍强回声,轮廓欠清晰,为痛风石表现;④ 关节表面局部骨皮质不连续或形成骨赘,则为骨侵蚀。且超声可观测滑膜血流情况,了解局部炎症程度,评估病变的活动性等。超声检查对痛风性关节炎的早期诊断及疗效评价具有显著的意义。

三、CT 检查

痛风石是慢性痛风的特征性诊断依据,与 X 线检查相比,CT 检查范围更广,具有更高的空间及密度分辨率,对痛风石的显示有很好的优势。随着先进的三维建模和体积评估的发展,CT 三维成像技术可以准确地分析痛风石的有无、数量、部位及大小,且对痛风石数量的评估具有很高的准确性和可重复性。CT 值的不同有助于鉴别痛风石及其他皮下的非尿酸盐结节,相比其他形式的成像技术,其对痛风石的检测具有更大的特异性。在显示骨质破坏及关节内痛风石沉积方面 CT 检查比 X 线检查、MRI 检查更具优势,CT 的高密度分辨率还可显示病变部位骨质缺损情况及细小钙化,具有多平面成像的优势。CT 检查显示骨质结构复杂部位的病变比 X 线更准确。

四、双能 CT 检查

双能 CT 是近年发展起来的一种检测痛风石的新技术,其原理是利用相互垂直的两个球管发出两种不同能量的射线进行同步螺旋扫描,对不同能量下所采集的各种物质密度的衰减信息进行分析从而自动成像的一种新的 CT 成像方法,通过双能 CT 将不同的组织用不同颜色标记出来,同时使含有特殊成分的组织如尿酸盐结晶呈现特定颜色,从而使病灶显影。双能 CT 发现其敏感性为 100%,特异性为 79% ~ 89%。双能 CT 不仅可发现尿酸盐结晶,并且能直观显示其沉积部位、大小、范围、数量,还可进行多种方式的三维重建,可以更直接、更准确地做出影像诊断。此外,在治疗阶段血尿酸浓度降低时,尿酸盐结晶可溶解,双能 CT 可用来监测降尿酸治疗时结晶沉积的变化情况。双能 CT 尿酸基(钙)图像能多方位、多角度清晰地显示尿酸盐结晶在外周关节、周围肌腱及韧带的沉积,且可清晰显示出痛风石邻近关节骨质的侵蚀破坏情况。双能 CT 对于强直性脊柱炎、类风湿关节炎合并痛风的患者,可以查看病变部位是否有尿酸盐结晶沉积,对于鉴别风湿性疾病活动期和痛风发作意义重大,目前这一检测也被临床广泛应用。

五、MRI 检查

MRI 检查的优势是软组织分辨率高,可以很好地显示病灶周围软组织、软骨、滑膜、积液,而且是目前为止能够检测骨髓水肿的最佳方式。MRI 信号特点受痛风性关节炎病程不同的影响,早期:软组织明显肿胀、骨膜增生、骨髓水肿,表现为长 T_1、长 T_2 信号影;中期:软组织进一步肿胀并出现纤维成分和散在钙化,T_1、T_2 多为低信号,此期痛风石压迫邻近骨质,出现骨质破坏、骨髓水肿、积液;晚期:痛风石边界清晰,T_1 为低信号,T_2 呈低、等或高信号。由于痛风性关节炎尿酸盐结晶沉积从中央开始,周围为血供丰富的肉芽组织,因此在早期强化特点为病灶边缘环形、不均匀强化,此征象在一定程度上反映病变的活跃程度。研究显示 MRI 检查对痛风石体积测量方面有良好的精准性和重复性,可以用来对慢性痛风性关节炎患者的降尿酸治疗效果进行检测,但其敏感性及优越性还有待进一步认证。虽然 MRI 的检测结果对痛风性关节炎的诊断及治疗不具有特异性,但 MRI 检查可以发现早期痛风患者的软组织及骨质破坏范围,以及亚临床的痛风石沉积,具有一定的意义。

第三章 痛风的诊断与鉴别诊断

第一节 痛风的诊断标准

一、西医诊断标准

现存的西医痛风分类标准或诊断标准有很多,其中临床应用最广泛的是 1977 年 ACR 制定的痛风性关节炎分类标准,该标准共列出 3 条,满足其中任意一条即可诊断为痛风,具体如下。

(1) 关节滑液中有特异性尿酸盐结晶。

(2) 用化学方法或偏振光显微镜证实痛风石中含尿酸盐结晶。

(3) 具备以下 12 项(临床、实验室、X 线表现)中的 6 项:① 急性关节炎发作>1 次;② 炎症反应在 1 天内达到高峰;③ 单关节炎发作;④ 可见关节发红;⑤ 第一跖趾关节疼痛或肿胀;⑥ 单侧第一跖趾关节受累;⑦ 单侧跗骨关节受累;⑧ 可疑痛风石;⑨ 高尿酸血症;⑩ 不对称关节内肿胀(X 线证实);⑪ 无骨侵蚀的骨皮质下囊肿(X 线证实);⑫ 关节炎发作时关节液微生物培养阴性。

可以看出,在有关症状的部位的穿刺关节液中发现尿酸盐结晶是诊断痛风的金标准。但关节穿刺、标本制作、偏振光显微镜下观察均需要由经验丰富的专业人员来进行,在实际的临床实践中普及应用难度较大。随着现代影像技术的发展,特别是超声、双能 CT 在显示尿酸盐结晶关节沉积方面展现出了独特的优势,而这些影像学检查在原有的痛风分类标准中尚不能体现出诊断价值,因此,2015 年 ACR 和欧洲抗风湿病联盟(The European League Against Rheumatism,EULAR)共同发布了新的痛风分类标准(表 3-1)。

表 3-1 2015 年 ACR/EULAR 痛风分类标准

诊断标准:
1. 适用标准(符合准入标准方可应用本标准):存在至少 1 次外周关节或滑囊的肿胀、疼痛或压痛。
2. 确定标准(金标准,无须进行分类诊断):偏振光显微镜镜检证实在(曾)有症状关节或滑囊中存在尿酸盐结晶。
3. 分类标准(符合准入标准但不符合确定标准时):累计≥8 分可诊断为痛风。

	临 床 特 点	评 分
1	受累关节分布:曾有急性症状发作的关节/滑囊部位(单或寡关节炎)*	
	踝关节或足部(非第一跖趾关节)关节受累	1
	第一跖趾关节受累	2
2	受累关节急性发作时症状:① 皮肤发红(患者主诉或医生查体);② 触痛或压痛;③ 活动障碍	
	符合上述 1 个特点	1
	符合上述 2 个特点	2
	符合上述 3 个特点	3

	临 床 特 点	评 分
3	典型的急性发作：① 疼痛达峰<24 h；② 症状缓解≤14 d；③发作间期完全缓解。符合上述≥2 项(无论是否抗炎治疗)	
	首次发作	1
	反复发作	2
4	痛风石证据：皮下灰白色结节，表面皮肤薄，血供丰富；典型部位：关节、耳郭、鹰嘴滑囊、手指、肌腱(如跟腱)	
	没有痛风石	0
	存在痛风石	4
5	实验室检查：血尿酸水平(非降尿酸治疗中、距离发作>4 周时检测，可重复检测；以最高值为准)	
	<4 mg/dL(<240 μmol/L)	
	4~6(不包括 6) mg/dL[240~360(不包括 360) μmol/L]	
	6~8(不包括 8) mg/dL[360~480(不包括 480) μmol/L]	4
	8~10(不包括 10) mg/dL[480~600(不包括 600) μmol/L]	
	≥10 mg/dL[≥600 μmol/L]	
6	关节液分析：由有经验的医生对有症状关节或滑囊进行穿刺及偏振光显微镜镜检	
	未做检查	0
	尿酸盐结晶阴性	−2
7	影像学特征：(曾)有症状的关节或滑囊处尿酸盐结晶的影像学证据；关节超声示"双轨征"**，或双能 CT 示尿酸盐结晶沉积***	
	无(两种方式)或未做检查	
	存在(任一方式)	
8	痛风相关关节破坏的影像学证据：手/足 X 线片示存在至少一处骨侵蚀(皮质破坏，边缘硬化或边缘突出)****	
	无或未做检查	
	存在	

＊急性症状发作：外周关节或滑囊发作肿胀、疼痛和(或)触痛；

＊＊双轨征：透明软骨表面的不规则强回声，且与超声探头角度无关，如在改变超声探头角度后"双轨征"消失则为假阳性；

＊＊＊双能 CT 尿酸盐结晶沉积：通过 $8×10^4$ V 和 $14×10^4$ V 两个能量进行扫描，采用特定软件进行物质分解算法，将关节及关节周围的尿酸盐标上绿色伪色，需鉴别指(趾)甲伪影、皮肤伪影、亚毫米伪影、运动伪影、射线硬化伪影与血管钙化伪影与尿酸盐沉积的区别；

＊＊＊＊骨侵蚀需除外远端趾间关节和"鸥翼征"。

这一分类标准较为全面地囊括了痛风的临床、实验室和 X 线表现，尤其是在缺乏关节液分析时，也能体现出较高的诊断效能，可对痛风的临床诊治提供帮助。

二、中医诊断标准

现代医学所称"痛风"的临床表现与我国古籍中的"痛风"并不完全相同，元代医家朱丹溪在《格致余论·痛风论》中描述"痛风"一词："彼痛风者,大率因血受热,已自沸腾。其后或涉冷水,或立湿地,或扇取凉,或卧当风,寒凉外抟,热血得寒,污浊凝涩,所以作痛,夜则痛甚,行于阴也。"他认为此"痛风"与机体感受风、寒、湿、热等外邪有关,现代医学则认为饮食不节是痛风发病的重要因素之一,而"夜则痛甚"的观点又与现代痛风夜间发病的特点吻合。《中医病证诊断疗效标准》运用中西医结合的思路提出了痛风的中医病证诊断标准,指出痛风系由湿浊瘀阻、留滞关节经络,气血不畅所致,以趾、指等关节红、肿、疼痛或伴发热等为主要临床表现,诊断依据如下。

（1）多以单个趾指关节,卒然红肿、疼痛,逐渐痛剧如虎咬,昼轻夜甚,反复发作。可伴发热,头痛等症。

（2）多见于中老年男子,可有痛风家族史。常因劳累,暴饮暴食,吃高嘌呤食物,饮酒及外感风寒等诱发。

（3）初起可单关节发病,以第一跖趾关节为多见。继则足踝、足跟、手指和其他小关节出现红、肿、热、痛,甚则关节处皮肤可破溃渗液。反复发作后,可伴有关节周围及耳郭、耳轮及趾、指骨间出现块瘰(痛风石)。

（4）血尿酸、尿尿酸增高。发作期白细胞总数可增高。

（5）必要时做肾 B 超探测、尿常规、肾功能等检查,以了解痛风后肾病变情况。X 线片可示软骨缘邻近关节的骨质有不整齐的穿凿样圆形缺损。

该标准还提出了痛风的中医证候分类。

（1）湿热蕴结　　下肢小关节卒然红、肿、热、痛,拒按,触之局部灼热,得凉则舒。伴发热口渴,心烦不安,溲黄。舌红,苔黄腻,脉滑数。

（2）瘀热阻滞　　关节红肿刺痛,局部肿胀变形,屈伸不利,肌肤色紫暗,按之稍硬,病灶周围或有块瘰硬结,肌肤干燥,皮色暗黧。舌质紫暗或有瘀斑,苔薄黄,脉细涩或沉弦。

（3）痰浊阻滞　　关节肿胀,甚则关节周围漫肿,局部酸麻疼痛,或见块瘰硬结不红。伴有目眩,面浮足肿,胸脘痞闷。舌胖质暗,苔白腻,脉缓或弦滑。

（4）肝肾阴虚　　病久屡发,关节痛如被杖,局部关节变形,昼轻夜重,肌肤麻木不仁,步履艰难,筋脉拘急,屈伸不利,头晕耳鸣,颧红口干。舌红少苔,脉弦细或细数。

第二节　痛风的鉴别诊断

一、中医类证鉴别

（一）尪痹

尪痹常指类风湿关节炎,以小关节对称性疼痛、肿胀、晨僵为特点,多累及指关节,多见于青中年女性,受累关节可呈梭形肿胀。血清类风湿因子、抗环瓜氨酸多肽抗体多为阳性,血尿酸正常。X 线片可见骨质疏松改变,或关节面骨侵蚀呈半脱位或脱位,以及骨性强直,关节面融合等。而痛风多累及单个趾、指关节,关节红肿、疼痛剧烈,有一定自限性,多见于男性和绝经后女性,血尿酸可升高,血清类风湿因子、抗环瓜氨酸多肽抗体阴性。X 线片可见软骨缘邻近关节的骨质有不整齐的穿凿样圆形缺损。

（二）风湿痹

风湿痹常指风湿性关节炎,以四肢大关节游走性红、肿、重着、疼痛为主要临床表现。多有恶寒、发热等症状。发病前多有咽痛乳蛾史,或涉水淋雨、久居湿地史。ESR 增快,抗链球菌溶血素“O”>500 U,血尿酸正常。而痛风多累及单个趾、指关节,疼痛部位较为固定,恶寒、发热较少见,发病前多有饮食肥甘、海鲜或饮酒史,血尿酸可升高,抗链球菌溶血素“O”多为阴性。

（三）骨痹

骨痹多指退行性骨关节病,是由于年老体衰,骨失滋养,气血失调,所致局部或全身骨关节退化改变。临床表现以大关节隐痛,活动受限为主。起病隐匿,反复缠绵不愈。局部关节可轻度肿胀,活动时关节常有咔刺声或摩擦声。严重者可见肌肉萎缩,关节畸形,腰弯背驼。血尿酸正常。X 线片可见骨质疏松,关节面不规则,关节间隙狭窄,软骨下骨质硬化,以及边缘唇样改变,骨赘形成。而痛风起病急骤,疼痛剧烈,多累及单个趾、指关节,并有一定的自限性,血尿酸可升高。X 线片可见关节面骨质不整齐的穿凿样圆形缺损。

二、西医鉴别诊断

（一）假性痛风

痛风和假性痛风尤其是 A 型的焦磷酸钙沉积病型急性发作时临床症状十分相似,两者一般都起病突然、关节疼痛剧烈,且都具有一定的自限性,需要进行鉴别诊断。假性痛风由焦磷酸钙沉积于关节软骨引起,老年人多见,常累及大关节如膝、肘、肩、髋关节,X 线片可见关节软骨线状钙化或关节周围钙质沉积,无痛风结节。而痛风常累及第一跖趾关节,X 线片可见骨质破坏及软组织中痛风结节。假性痛风关节液镜检中可见焦磷酸钙结晶,血尿酸通常正常,常合并关节退行性变,秋水仙碱治疗效果较差;痛风关节液镜检中可见尿酸盐结晶,可有血尿酸升高,秋水仙碱治疗效果明显。

（二）类风湿关节炎

尿酸盐结晶若沉积在指关节可导致指关节红肿、疼痛,需与类风湿关节炎相鉴别。类风湿关节炎多见于青中年女性,好发于双手近端指间关节、掌指关节及腕关节,表现为游走性、对称性关节肿痛,伴有晨僵。血尿酸水平通常正常,血清类风湿因子、抗环瓜氨酸抗体多为阳性,X 线片可见受累关节周围骨质疏松,关节间隙变窄,B 超示关节滑膜增生,急性炎症活动时可见明显血流信号。而痛风多见于男性和绝经后女性,好发于第一跖趾关节、踝关节,关节肿痛部位固定、单发,无关节晨僵。痛风血尿酸可升高,血清类风湿因子、抗环瓜氨酸抗体阴性,X 线片可见关节骨质破坏及软组织中痛风石,B 超示关节软骨表面“双轨征”“落雪征”。

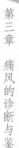

（三）化脓性关节炎

痛风和化脓性关节炎急性发作时都可出现关节红、肿、热、痛，需要对两者进行鉴别。化脓性关节炎主要为金黄色葡萄球菌所致，所以关节液为化脓性液体，涂片镜检可见革兰阳性球菌，滑液微生物培养可检出金黄色葡萄球菌等致病菌，偏振光显微镜下观察无尿酸盐结晶；化脓性关节炎多伴有高热、寒战，多累及大关节如髋、膝关节，秋水仙碱治疗无效。而痛风关节液多为半透明淡黄色液体而非脓性液体，关节液微生物培养阴性，偏振光显微镜下可见尿酸盐结晶。痛风较少出现高热、寒战，发作部位以第一跖趾关节最为多见，秋水仙碱治疗可在短时间内明显改善症状。

（四）退行性骨关节病

退行性骨关节病是由于年龄增长、劳损等因素引起的关节软骨退化、关节边缘和软骨下骨反应性增生造成缓慢发展的关节疼痛、关节肿胀的一种疾病。若痛风患者未接受规范治疗和管理，容易发展为慢性痛风性关节炎，关节疼痛反复发作，迁延难愈，需对两者进行鉴别。退行性骨关节病老年人多见，关节疼痛以隐痛为主，肿胀程度较轻，少见关节红肿，多关节发病，血尿酸正常，X线片可见关节边缘增生硬化等退行性改变，多见于远侧指间关节及髋、膝等负重关节，关节间隙变窄，无痛风石，关节液无尿酸盐结晶。而痛风急性发作时关节红肿、疼痛剧烈，通常为单关节、寡关节发病，血尿酸水平可升高，X线片可见关节骨质破坏及软组织中痛风结节，关节穿刺液可见尿酸盐结晶。

（五）创伤性关节炎

创伤性关节炎是由于外伤引起的关节软骨退化、变性、增生、骨化造成的关节疼痛、活动受限为主要临床表现的一种疾病。而外伤后诱发相应部位痛风急性发作在临床上也不少见，两者都表现为外伤后出现的关节疼痛，需要进行鉴别。创伤性关节炎有明确的、较重的关节外伤史，疼痛部位多数为所受外伤处关节，部位固定，发病过程缓慢，基本无自限性，关节液镜检无尿酸盐结晶，血尿酸水平正常，秋水仙碱治疗无效。而轻微外伤或扭伤即有可能导致痛风急性发作，疼痛部位可出现在所受外伤处，也可累及外伤部位以外的关节，起病急，具有一定的自限性，关节液镜检可见尿酸盐结晶，血尿酸水平可升高，秋水仙碱治疗有效。

三、常见误诊原因分析

1. 痛风的不典型关节受累

从痛风历年的分类标准可以看出，痛风最常受累的关节为第一跖趾关节，其次是踝关节、足部其他关节，以单、寡关节炎为主要表现。但是痛风具有高度的临床异质性，并不是所有痛风患者都表现为典型的第一跖趾关节炎，若是尿酸盐结晶沉积于非典型部位造成关节炎症，临床医师往往会忽略痛风的可能性而造成误诊。例如，尿酸盐结晶累及指关节造成的手指小关节肿痛，容易与类风湿关节炎混淆，有报道分析了 30 例原发性痛风的误诊病例中有 13 例被误诊为类风湿关节炎，占比接近一半。此外，尿酸盐结晶若沉积于髋、骶髂关节等深部关节,造成的腰骶部疼痛易使医师误诊为脊柱关节疾病,特别是用于治疗脊柱关节病的非甾体抗炎药(non-steroidal anti-inflammatory drugs,NSAIDs)又能一定程度缓解急性痛风的症状,如果不进行双能CT或关节穿刺抽液检查,十分容易误诊。

2. 血尿酸水平不是痛风的特异性血清学标志物

尽管高尿酸血症是痛风的重要危险因素之一,但是血尿酸水平并不能作为确诊或排除痛风的绝对依据。一方面,高尿酸血症并不一定会发展为痛风,无症状高尿酸血症患者仅表现为血尿酸水平高于正常,没有尿酸盐结晶沉积引起的关节炎或痛风石表现,据统计只有5%～18.8%高尿酸血症患者会发展为痛风。另一方面,痛风性关节炎急性发作或经证实,有尿酸盐结晶关节沉积的患者除发作时血尿酸浓度迅速波动外,血尿酸水平可能是正常的。可能的原因是急性发作期患者饮食一般以清淡为主,远离酒类、海鲜等"发物",而这样做恰巧能够降低嘌呤摄入,减少尿酸生成,另外,急性发作期患者通常会大量饮水,无形中也促进了尿酸从肾脏的排泄,这些都可能与急性发作期患者血尿酸水平下降有关。由此可见,血尿酸水平高于正常并不等于痛风,而血尿酸水平处于正常范围也不能否定痛风的可能,血尿酸水平并不能作为痛风诊断的特异性血清标志物。若是临床医师简单地将关节痛伴高尿酸血症与痛风划上"等号",容易造成误诊。

第四章 痛风的防治

第一节　西医治疗概要

痛风是最常见的炎症性关节病,流行病学资料显示其发病率和患病率呈逐年上升趋势。随着 2016 年 9 月,全球第一个痛风的达标治疗(treat-to-target)推荐建议问世,开启了痛风治疗领域目标治疗的新纪元。下面就将痛风的总体治疗原则、治疗方案、治疗中需注意的问题逐个介绍。

一、总体治疗原则

1. 患者教育

应告知每位痛风患者疾病的病理、生理机制,确实存在有效的治疗方式,相关共存疾病,以及治疗急性发作的原则,通过终身将血尿酸水平控制在目标水平之下,消除尿酸盐结晶。

虽然,痛风是一种可治疗的疾病,但研究表明,大约只有不到一半的痛风患者接受了系统性的降尿酸治疗,并也常因用药剂量不足等难以使血尿酸水平达标。痛风患者对疾病相关知识的缺乏,以及治疗上的低依从性,使得患者血尿酸浓度难以达标或维持。然而,有一项观察性研究表明,对患者充分教育,增加依从性,可以极大提高患者的治疗有效率。因此,患者教育是痛风管理的第一原则。

2. 生活方式的建议

应给出每位痛风患者改善生活方式的建议:合理减重,避免摄入酒精(尤其是酒类)、含糖饮料、油腻食品,以及过多摄入肉类或海鲜,鼓励食用低脂乳制品,规律运动。

研究证实,通过饮食干预或减肥手术实现的体重减轻可有效降低血尿酸水平。此外,进行体育锻炼可能会降低与高尿酸血症相关的死亡率;已经证实过量摄入肉类及酒精可以增加患者痛风风险及痛风发作风险。最重要的是,最近证实含糖饮料,富含果糖(如橙汁、苹果汁)等食品,可增加痛风的风险。相反,研究发现咖啡、樱桃、脱脂牛奶、低热量酸奶却与痛风呈负相关。

鉴于痛风患者合并心血管疾病的普遍性,生活方式的改变也应作为心血管疾病预防的一部分来实施。

3. 筛查共存疾病及心血管危险因素

每位痛风患者应系统地筛查相关共存疾病及心血管危险因素,包括肾功能受损、冠心病、心力衰竭、脑卒中、周围血管疾病、肥胖、高脂血症、高血压、糖尿病,上述情况需要在治疗痛风时作为整体情况考虑。

大量研究表明,高尿酸血症和痛风都与慢性肾脏病(chronic kidney disease,CKD)有关。流行病学调查发现,CKD 患者中的高尿酸血症及痛风发病率分别为 86% 和 53%。CKD 是痛风的主要危险因素。相反,痛风也可能导致肾功能不全。因此,确定痛风患者是否同时合并慢性肾功能不全具有重要意义,在确定 CKD 分级时应计算患者 GFR,并与血尿酸测量同时定期监测。

同时也需强调寻找其他重要相关合并症,特别是冠心病、心力衰竭、脑卒中、周围血管疾病、糖尿病。流行病学研究表明,高尿酸血症和(或)痛风是这些疾病的独立危险因素。

二、基本治疗方案

基于 2016 年 EULAR 的痛风管理指南,给出痛风管理的 11 条建议。

(1) 每一位痛风急性发作期的患者都应该尽早治疗。每一位患者都应接受痛风教育,以便患者在第一时间实施自我治疗。药物的选择应考虑药物的禁忌证、患者之前的治疗经验、发作后的间歇时间及涉及的关节数量和类型。

(2) 急性痛风推荐的一线药物是秋水仙碱,通常在发作的 12 小时内,初始剂量为 1 mg,1 小时后加载 0.5 mg(不建议使用大剂量的秋水仙碱);或是 NSAIDs(如有需要可加用质子泵抑制剂);或是给予口服皮质类固醇(等效于泼尼松)每天 30~35 mg,使用 3~5 天;或给予关节腔注射皮质类固醇。

不应给予 P-糖蛋白、CYP3A4 抑制剂如环孢素、克拉霉素等药物治疗的患者使用秋水仙碱。

对于严重的肾功能不全患者(GFR<30 mL/min)应避免使用秋水仙碱。

(3) 对于痛风频繁反复发作,而又无法耐受秋水仙碱、NSAIDs 及糖皮质激素类药物的患者,应考虑使用白细胞介素 1(IL-1)受体拮抗剂控制痛风急性发作。应在使用 IL-1 受体拮抗剂治疗痛风发作后,再开始降尿酸治疗,以达到尿酸的靶目标值。

IL-1 在结晶诱导的关节炎中起重要作用,但使用中也需注意,IL-1 受体拮抗剂会增加感染风险。

(4) 应与患者充分沟通及解释,可以实施痛风发作的预防性治疗。建议在降尿酸治疗前的 6 个月进行痛风发作的预防性治疗。预防性治疗方案为秋水仙碱每日 0.5~1.0 mg。对于肾功能不全或使用他汀类药物治疗的患者,医师应该了解使用秋水仙碱的潜在神经毒性和(或)肌肉毒性。若不能耐受或有秋水仙碱禁忌证时,应考虑使用 NSAIDs 预防,但也需排除禁忌证。

(5) 每一位患者在首次确诊痛风均应考虑降尿酸治疗。降尿酸治疗适用于任何有痛风反复发作(≥2 年病史),有痛风石、痛风性关节炎及(或)肾结石患者;对患病年龄较低(<40 岁)或血尿酸极高(>480 μmol/L)或有合并症(肾功能不全、高血压、缺血性心脏病、心力衰竭)患者,应推荐其在首次确诊后立即开始降尿酸治疗。

(6) 对于接受降尿酸治疗患者的血尿酸水平监测。应监测患者血尿酸水平,并使血尿酸水平在 360 μmol/L 以下。对于患有严重的痛风,如痛风石、慢性关节炎、频繁发作的患者,建议将血尿酸目标值降到 300 μmol/L 以下,以促进尿酸盐结晶更快地溶解,直到尿酸盐结晶全部溶解及痛风消退。不建议将患者血尿酸长期控制在 180 μmol/L 以下,因为一定的尿酸水平对神经系统有保护作用,并且可以防止部分神经系统疾病的发生,如帕金森、阿尔茨海默病和肌萎缩侧索硬化。

(7) 所有的降尿酸治疗用药都应从低剂量开始,然后逐渐向上增加,直至达到血尿酸的正常目标值。应将血尿酸值终身保持在 360 μmol/L 以下。

（8）对于肾功能正常的患者,建议将别嘌醇作为降尿酸的一线药物,从低剂量（100 mg/d）开始,如果需要,每2~4周增加100 mg,以达到治疗目标。

从低剂量开始因考虑到减少早期的痛风发作及减少严重的皮肤不良反应的风险,有条件的话用药前应该做 $HLA-B*5801$ 检测,减少过敏反应发生。在肾功能正常的患者中,当别嘌醇剂量用至300 mg/d时,仍有30%~50%的患者血尿酸值无法达标。此时可以增加别嘌醇剂量,最大可用至600~800 mg/d。

如果通过使用别嘌醇无法达标,或是别嘌醇无法耐受,应更换为非布司他。非布司他主要在肝中代谢,肾脏排泄不是其代谢的主要途径,所以轻中度肾功能不全的患者可以使用。

（9）对于肾功能不全患者,别嘌醇的使用剂量应根据患者 GFR 来进行调整。若在此剂量下仍无法使血尿酸达标,则应改用非布司他或苯溴马隆,与别嘌醇联用或单用。要注意的是,虽然苯溴马隆主要经过肝脏代谢,但是若患者的 GFR<30 mL/min,也应避免使用苯溴马隆。

（10）关于聚乙二醇化尿酸氧化酶,建议临床用于严重的,证实有尿酸盐结晶、严重慢性痛风石及生活质量较差的患者,通过常规降尿酸治疗无法达标的患者。聚乙二醇化尿酸氧化酶是2006年之后新发现的强效降尿酸药物,属于促尿酸分解类药物,其安全性及对难治型痛风的有效性都已得到充分证明,但该药的使用剂量和疗程尚未达成统一共识。

（11）当使用袢利尿剂或噻嗪类利尿剂的患者发生痛风时,建议替换利尿剂。另外,还有一些药物具有促进尿酸排泄的作用,如氯沙坦或钙离子拮抗剂、他汀类或非诺贝特,因此,对于合并高血压或高脂血症的患者可选用此类药品。

三、达标治疗中需注意的问题

1. 血尿酸的持续达标是治疗的关键

"持续达标"含"持续"和"达标"两层含义,"持续"指降尿酸的持续,疗程需数年、数十年乃至终身。病程越长,体内痛风石越多,降尿酸持续时间可能越长。"达标"即"达到血尿酸控制标准",对于一般的痛风患者而言,理想的血尿酸目标为<360 μmol/L,而对于难治性患者,应控制得更低。

持续达标的意义在于可以减少痛风性关节炎急性发作次数,减少尿酸盐结晶沉积,促进痛风石溶解,阻止关节损害,减少脏器受累,从而逆转慢性病程。

使尿酸持续达标的策略如下。

（1）双管齐下,注重非药物治疗　有些痛风患者认为,服药控制后,非药物治疗就不重要了。其实不然,在痛风患者的治疗中,非药物治疗是患者最易于获得的治疗方式,患者无论何时何地都可以接受的简便廉的治疗方式,需要贯彻始终。非药物治疗包括科学的饮食及生活方式的干预。

（2）药物的选择　如基于患者目前的治疗方案,血尿酸仍长期不能达标,可考虑① 对于已用药物调整剂量,缓慢滴定,直至达标;② 联合用药方案,或更换药物,详见本节"基本治疗方案"。

对于有合并症的患者,应结合合并症情况,选用更有针对性的药物,尽量做到一举多得,体现中医"辨证论治"的思想,做到"一人一方"的处方原则。例如,合并高血压患者,可选用氯沙坦,此药可促进尿酸排泄,做到既降血压又降尿酸的作用;合并高脂血症患者,可选用非诺贝特,此药具有降脂、促尿酸排泄、抗炎三大特点;合并高胆固醇患者,建议选择阿托伐他汀,其另有抑制尿酸生成的作用。

2. 通过患者宣教,增加医从性,深入慢性病管理理念

由于患者的文化程度、社会背景等不同,对疾病亦有不同认识。有些患者对疾病认识不足,重视不够,仅在痛风急性发作期就诊,未进行规律随诊;有些在痛风急性发作期也会延迟就诊,甚至从不就诊。患者对痛风认知的欠缺,不能做到很好地预防急性发作,易延误治疗。痛风反复发作可导致关节和肾功能损害、其他并发症的发生,加重患者的思想和经济负担,应当给予患者充分的宣教,使其了解痛风的危害,拥有一定的自我识别、遵医嘱服药的能力。并且通过慢性病管理理念的深入,可以让医护人员及时与患者沟通,使患者从被动治疗变为主动参与合作,从而解除患者的思想顾虑,使其以乐观积极的心态接受治疗,提高患者的依从性。慢性病管理通过普及预防痛风的知识、提高患者对痛风的认识、调整患者饮食结构、改变不合理的生活方式、指导患者合理用药、定期监测尿酸等方式,有效降低血尿酸水平,有助于预防痛风急性发作,大大提高患者的生活质量和健康水平。

第二节　中医辨证治疗

痛风属中医学"痹证"范畴,又名"历节风""白虎历节",在痛风病名确立之前曾被含纳在其他病名之下,其中更有"脚气"者。痛风作为病名首见于元代名医朱丹溪《格致余论·痛风论》。通过对痛风源流的探讨,古之痛风证又有"痹证""历节风""白虎历节"和"痛痹"等称谓。

《金匮要略》中记载:"盛人脉涩小,短气,自汗出,历节痛,不可屈伸,此皆饮酒汗出当风所致。"《诸病源候论·历节风候》亦言:"历节风之状……由饮酒腠理开,汗出当风所致也。亦有血气虚,受风邪而得之者。风历关节,与血气相搏交攻,故疼痛。"朱丹溪的《格致余论·痛风论》记载:"彼痛风者,大率因血受热,已自沸腾,其后或涉冷水,或立湿地,或扇取凉,或卧当风,寒凉外抟,热血得寒,污浊凝涩,所以作痛,夜则痛甚,行于阴也。"而现代医家根据对本病的不同认识,对其病因病机也提出了新的看法。有人认为是风湿郁热或风、湿、热而致;有从"症似风而实非风"认识的,认为主要是"浊毒瘀滞"使然,包括痰、浊、毒、瘀的不同侧重;有从毒邪角度认识的;有从脏腑火热内蕴立论、湿热立论、食伤兼感外邪立论、内外诱因交感立论等。总之,这些痛风"似风非风""浊瘀为痹""浊毒痹""湿热痹""痰热痹"等论断,实是对痛风发病认识的深入,也是对痹证发病认识的补充。

一、痛风分期论治

痛风的自然病程可分为无症状期、急性发作期、间歇期、慢性期。根据痛风不同时期的

中医证候特点,分型辨治痛风。

痛风急性发作期以关节红、肿、热、痛为主要表现,中医辨证属"湿热痹阻证"。间歇期多无明显临床症状,有的患者仅有血尿酸升高,故从"脾肾"论治,培补先后天,增强机体利湿泄浊之力。慢性期以持续关节肿痛、痛风石形成、关节畸形、功能障碍为主要表现,中医辨证属"肝肾亏虚、痰瘀互结证"。分期论治的要点总在急则治其标,缓则治其本。

1. 急性发作期——湿热痹阻证

常在夜间发作的急性单关节炎或多关节疼痛通常是首发症状。凌晨关节疼痛惊醒、进行性加重、剧痛如刀割样或咬噬样,疼痛于24~48小时达到高峰。首次发作多为单关节炎,60%~70%首发于第一跖趾关节,在以后病程中,90%患者反复该部受累。足背、踝关节、足跟、膝关节、腕关节和掌指关节等也是常见发病部位。本期因感受潮湿,或饱餐饮酒等湿热之品,或在劳累、创伤、感染、体虚的情况下,外湿引动内湿,湿浊中阻,郁久化热,湿热搏结,流注关节,发为痛风,辨证为"湿热痹阻证"。中医症状表现为足背、踝关节、腕关节、掌指关节红、肿、热、痛,局部灼热,痛不可触,昼轻夜重,或伴周身发热,烦渴汗出,舌质红,苔黄厚或腻,脉滑数。治宜利湿泄浊、清热解毒,佐以健脾通络。

2. 间歇期——从"脾肾"论治

本期多无明显临床症状,有的患者仅表现为血尿酸浓度增高。患者多因嗜食肥甘厚味过量,或作息失常,久之损伤脾肾,脾之运化、传输及肾之蒸化开阖功能障碍,不能胜任升清降浊之职,导致湿浊滞留。或遇饮食、劳倦诱发,湿浊从热化,湿热持结,流窜于筋骨,注于关节,又会导致关节炎复发。故本期多从"脾肾"论治,培补先后天,增强机体利湿泄浊之力。治宜健脾益肾,辅以利湿泄浊、活血通络。

3. 慢性期——肝肾亏虚、痰瘀互结证

尿酸盐结晶反复沉积使局部组织发生慢性异物样反应,沉积物周围被单核细胞、上皮细胞、巨噬细胞包绕,纤维组织增生形成结节,称为痛风石。痛风石多在起病多年后出现,是病程进入慢性期的标志,可见于关节内、关节周围、皮下组织及内脏器官等。典型部位在耳郭,也常见于跖趾、手指、腕、踝、肘等关节周围,当痛风石发生于关节内,可造成关节软骨及骨质侵蚀破坏、反应性增生,关节周围组织纤维化,出现持续关节疼痛、肿胀、强直、畸形。慢性期症状相对缓和,但也可有急性发作。本期患者病程缠绵反复,肿痛时有发作,不能自行缓解。患者肝肾亏虚,体内湿邪、痰浊、瘀血胶着,阻滞经络、筋骨、关节,造成关节疼痛或肿胀,甚则形成痛风石,出现关节变形,活动受限。辨证为肝肾亏虚、痰瘀互结证,以补益肝肾、化痰软坚、活血通络为法。中医症状表现为关节疼痛,或肿胀、僵硬,活动受限,跖趾、踝、腕、手指、肘、耳郭等处可见痛风石,舌质暗或红,苔薄黄,脉弦滑或沉细涩。治宜补益肝肾、化痰软坚、活血通络,佐以健脾化湿。

二、痛风辨证论治

近年来各家关于痛风辨证论治的研究,对痛风的病因、脏腑辨证和辨证分型有一定的总结。

1. 病因辨证

（1）热毒为先,初期即见热毒炽盛　　湿热浊毒内伏血脉,攻于手足,则见赤热肿痛,诸邪相合,以热毒为先。治宜清热解毒、化湿健脾为主,辅以活血通络、消肿止痛,方药选用四妙散、黄连解毒汤、三仁汤等化裁。

(2)湿与热合,多形成湿热蕴结证　《医学正传》中言"肢节肿痛,痛属火,肿属湿,兼受风寒而发动于经络之中,湿热流注于肢节之间而无已也"。有学者认为痛风主要是湿浊内蕴,瘀热相杂,治当清热利湿、凉血活血,药用尤以土茯苓解毒、除湿、通利关节,旨在搜剔湿热之蕴毒。

(3)从风寒湿立论,易成寒湿痹阻　《诸痹探源》记载"寒气胜者为痛痹,以寒凝气聚,壅而不行,痛不可忍,所谓痛风也"。痛风日久,阳气不足,外感风寒湿邪,易成寒湿痹阻型痛风,《金匮要略·中风历节病脉证并治》记载"诸肢节疼痛,身体魁羸,脚肿如脱,头眩短气,温温欲吐,桂枝芍药知母汤主之",本方可祛风除湿、散寒止痛兼滋阴清热,主治中风历节,实为治疗寒湿痹阻型痛风之经典方。

(4)久病耗气伤血,终至气血两虚　《金匮要略·血痹虚劳病脉证并治》中说:"血痹阴阳俱微,寸口关上微,尺中小紧,外证身体不仁,如风痹状,黄芪桂枝五物汤主之。"痛风后期,肝肾不足,气血亏虚,复感风寒湿热之邪,内外相合而迁延难愈。治疗时应以气血亏虚为本,应特别注重顾护正气,养血滋阴。

2. 脏腑辨证

(1)痛风从脾论治　《景岳全书》中说:"有湿从内生者……在经络则为痹,为重,为筋骨疼痛,为腰痛不能转侧,为四肢痿弱酸痛。"脾虚湿盛贯穿痛风始终。治宜健脾利湿、益气通络。

(2)痛风日久,损及肝肾,形成肝肾阴虚　张仲景指出:"寸口脉沉而弱,沉即主骨,弱即主筋,沉即为肾,弱即为肝。汗出入水中,如水伤心,历节黄汗出,故曰历节。"对于历节,古代医家认为肝肾不足、筋骨虚弱为内因,又外感风寒湿邪。治宜滋补肝肾、活血通络。

(3)脾虚及肾,终至脾肾两虚　痛风进一步发展,肾虚脾弱,痹阻经络关节,日久不愈,反复发作,伤害脏腑,导致肺、肝、脾、肾各脏虚损。治宜健脾益肾,泄湿化浊。

3. 中医辨证分型

痛风辨证需辨兼夹,辨虚实。本病早期以实证表现为主,中晚期虚实夹杂,甚至以虚证为主。目前《中医病证诊断疗效标准》将痛风证型分为湿热蕴结型、瘀热阻滞型、痰浊阻滞型和肝肾阴虚型。

(1)湿热蕴结型　主要发生于痛风急性发作期,此类患者的主要症状为下肢小关节卒然红、肿、热、痛,拒按,触之局部灼热,得凉则舒,伴发热口渴,心烦不安,溲黄便干,舌红苔黄腻,脉滑数。此型辨证为湿热痹阻脉络,治宜清热除湿、通络止痛,方选宣痹汤加减治疗。药用防己 15 g,杏仁 15 g,滑石 15 g,连翘 9 g,栀子 9 g,薏苡仁 15 g,制半夏 9 g,蚕砂 9 g,赤小豆 9 g。痛甚加延胡索 10 g,乳香 6 g;湿热重加黄柏 10 g,苍术 10 g,土茯苓 20 g;痛在上肢加姜黄 10 g;痛在下肢加独活 15 g,牛膝 15 g。

(2)瘀热阻滞型　主要发生于痛风间歇期或慢性期,此类患者的症状表现为关节红肿刺痛,局部肿胀变形,屈伸不利,肌肤色紫暗,按之稍硬,病灶周围或有块瘰或硬结,肌肤干燥,皮色暗黧,舌质紫暗或有瘀斑,苔薄黄,脉细涩或沉弦。此型辨证为瘀热阻滞,治宜活血化瘀、通络止痛、清热利湿,方选血府逐瘀汤加减治疗。药用当归 15 g,生地黄 20 g,桃仁

10 g,红花 6 g,川芎 6 g,赤芍 10 g,伸筋草 15 g,独活 10 g,威灵仙 15 g,秦艽 15 g。痛甚加蜈蚣 2 条,延胡索 10 g;麻木重加僵蚕 10 g,防风 10 g,全蝎 6 g。

（3）痰浊阻滞型　由于久病体弱,阳气较为虚弱或寒湿之邪导致发病。临床表现为关节肿胀,甚则关节周围漫肿,局部酸麻疼痛,或见痛风石,伴有目眩,足肿,胸脘痞闷,舌胖质暗,苔白腻,脉缓或弦滑。风邪偏胜者常伴畏寒肢冷及游走性关节疼痛,湿邪偏胜者常伴肢体酸重,肌肤麻木,舌淡苔薄。此型辨证为痰浊阻滞,治宜祛风散寒、温阳止痛,方选二陈桃红饮加减治疗。药用陈皮 15 g,制半夏 12 g,茯苓 20 g,当归 15 g,川芎 6 g,赤芍 10 g,桃仁 10 g,红花 6 g,伸筋草 15 g,桂枝 5 g,细辛 3 g,甘草 6 g。关节游走疼痛可加用羌活 10 g,独活 10 g,防风 10 g;恶寒,肢冷者可酌加防己 10 g,木瓜 12 g;结石形成可加天南星 10 g,白芥子 10 g,金钱草 15 g。

（4）肝肾阴虚型　多发生在痛风慢性期,由于湿热痰浊之邪和尿酸长期在体内沉积刺激肝肾,加之痛风患者肝肾功能失调导致肝肾气血及阴液耗损而成肝肾阴虚型痛风。主要表现为关节疼痛反复发作,迁延不愈,屈伸不利,关节变形,神疲乏力,心悸气短,舌淡苔白,脉沉细弦。此型辨证为肝肾阴虚,治宜祛风除湿、活血止痛、调补肝肾,方选独活寄生汤加减治疗。药用独活 15 g,桑寄生 15 g,秦艽 15 g,防风 10 g,细辛 3 g,当归 15 g,白芍 12 g,川芎 10 g,生地黄 15 g,杜仲 15 g,牛膝 10 g,党参 15 g,茯苓 15 g,炙甘草 6 g。痛甚加白花蛇 2 条,地龙 10 g,丝瓜络 5 g;关节肿胀明显加苍术 10 g,防己 10 g。

第三节　中医外治特色疗法

中医外治法是一种历史悠久的治疗方法,《素问·至真要大论》中记载"内者内治,外者外治",即为外治思想的体现。中医外治法大多易于操作,费用较少,起效迅速,疗效独特,充分体现了中医简、便、廉、效的特点。对于痛风的外治法,主要包括外用方药、针灸疗法、导引疗法等,以下将一一介绍。

一、外用方药

方药外用,吴尚先认为"外治之理,即内治之理,外治之药,亦即内治之药,所异者,法耳",意指方药外用,治则治法均与内服药物相同,也能起到内服药物相同的作用。以下将在痛风急性发作时,目前临床使用较广泛的外用药物作介绍。

金黄膏(龙华医院自制中药制剂),以《医宗金鉴》中金黄散为基本方剂,外敷患处对急性痛风性关节炎具有坚实的理论依据及优异的临床疗效。

【主要成分】天南星、陈皮、白芷、黄柏、姜黄、大黄、苍术、甘草、厚朴、天花粉等。

【用法】以医用纱布外敷金黄膏于痛风性关节炎急性发作处,每隔 12 小时换药 1 次。

【方义】其以清热解毒、除湿散瘀、化痰消肿止痛,治疗临床上诸般疮疡阳证而立方。纵观其方:大黄清热解毒、化滞行瘀;黄柏清热燥湿、泻火解毒;姜黄破血、行气止痛;白芷散风消肿、燥湿止痛;天南星燥湿化痰、消肿散结;陈皮理气化滞;苍术、厚朴燥湿化痰消肿;天花粉清热散结消肿;甘草解毒行瘀消肿。诸药合用,共起清热解毒、除湿散瘀、化痰消肿止痛之功效。其方即针对阳热之毒,又虑其血瘀、痰浊、湿阻而致经络闭阻、郁久热腐成脓的因果关系。标本兼顾,诸药统力协作,以起热清、瘀破、痰化、肿消、痛止的治疗效果。

现代研究发现,金黄膏治疗急性痛风性关节炎前后血浆白细胞介素 1β(IL-1β)和白细胞介素 8(IL-8)水平的动态变化,金黄膏对急性痛风性关节炎的炎症因子 IL-1β 和 IL-8 有一定抑制作用,其机制可能与降低血浆 IL-1β 和 IL-8 水平有关。研究发现金黄膏能提高小鼠对热刺激的疼痛阈值,抑制醋酸所致的小鼠疼痛;金黄膏也能明显抑制由二甲苯所致的小鼠耳郭肿胀和卡拉胶所致的大鼠足跖肿胀。这说明金黄膏具有明显的镇痛作用及抗炎作用。

龙华医院风湿免疫科通过对 3 年内 300 多例严重的急性痛风性关节炎的住院病例观察发现,金黄膏外敷有消肿止痛、清热解毒的功效,结合中药内服可减轻患者关节疼痛、提高临床疗效,同时未发现有严重的不良反应,适用人群广泛。该药弥补了 NSAIDs、秋水仙碱等治疗的副作用大,对一些消化道疾病、心血管疾病等患者有一定的适用禁忌。本方案安全可靠,副作用小,操作简单,疗效甚佳,便于推广使用。

另也有三黄散(主要成分大黄、黄柏、黄连)、三色敷药等中药外敷药物,均有一定疗效,在此不做详细介绍。

二、针灸疗法

(一) 针刺疗法

针刺通过疏通人体经脉、调节人体气血阴阳平衡而达到治疗疾病的目的,治疗痛风有明确疗效。湿热蕴结型痛风宜针不宜灸,灸法一般针对虚证、寒证。常用取穴如下。

肩痛:肩髃、肩髎、肩贞及压痛点。

腕痛:阳池、外关、合谷。

肘痛:合谷、手三里、曲池、尺泽。

膝痛:膝眼、阳陵泉。

踝痛:中封、昆仑、解溪、丘墟。

跖趾关节痛:太冲、公孙。

每日 1 次,7~10 天为 1 个疗程。

针刺疗法还可进行远道取穴,因此比按摩等其他直接疗法更容易接受,特别是痛风急性发作的初期,配合辨证治疗疗效更为显著。

(二) 艾灸疗法

灸法是指以艾绒为主要材料,点燃后直接或间接熏灼体表穴位的一种治疗方法。该法有温经通络、升阳举陷、行气活血、祛寒逐湿、消肿散结、回阳救逆的功效。痛风间歇期、慢性期的患者多因久病,而致脾肾亏虚、气血不足,故此类患者可考虑使用灸法,以补脾益肾,泄浊化瘀的作用。

艾灸穴位以针刺穴位为主,每次 30 分钟左右,以患者耐受为度,7~10 天为 1 个疗程。

（三）耳针疗法

耳穴就是分布于耳郭上的腧穴，也叫反应点、刺激点。耳与脏腑经络有着密切的联系。各脏腑组织在耳郭均有相应的反应区即耳穴。

治疗取相应的压痛点、交感、神门、内分泌、肾、脾等穴，针刺每日或间日 1 次，7 次为 1 个疗程。

（四）刺络放血疗法

刺络放血疗法是用针具刺破或划破人体特定穴位和一定的部位，放出少量血液，以治疗疾病的一种方法。其最早记载见于《黄帝内经》："络刺者，刺小络之血脉也""宛陈则除之，去血脉也"。刺络放血疗法是基于一套完整的经络腧穴理论和辨证施治理论指导下进行的，对痛风来说，刺络放血疗法具有退热、止痛、祛毒、泻火、消肿等作用。

操作方法：① 常规消毒患处，用三棱针点刺，挤出血量 5～10 mL 后，清洁创面，用苯扎氯铵贴敷贴创面，3 天治疗 1 次；② 选取患病关节肿胀最明显部位用甲紫溶液标记，消毒，局部麻醉后，用 10 mL 注射器垂直表皮快速进针，拔除注射器后，尽量挤出放血，压迫止血后用创可贴覆盖患处，并减少或限制患肢负重，每 3 天治疗 1 次。

三、导引疗法

在痛风患者的治疗方案中，非药物治疗占有非常重要的地位，适量适当的运动更能有效防治疾病，中医的导引术——八段锦、太极拳是适合痛风患者长期坚持的运动。

八段锦中的"锦"意为柔和、华美，提示练习此项导引功法时，需注意动作绵柔不断，平心静气。此导引功法共为八式。第一式：双手托天理三焦；第二式：左右开弓似射雕；第三式：调理脾胃臂单举；第四式：五劳七伤往后瞧；第五式：摇头摆尾去心火；第六式：两手攀足固肾腰；第七式：攒拳怒目增气力；第八式：背后七颠百病消。通过八个动作都能够找到两点之间的"劲力对拉"，以期达到"阴阳平衡"的目的。

太极拳是我国一种古老的导引之术，其运动方式独特，以腹式呼吸、意识引导、以静制动、急缓相兼为特点，达到强身健体、内外兼修的目的。

无论是八段锦还是太极拳，作为一种辅助治疗手段替代医学治疗的研究，越来越受到医者包括西方医者的重视。已有大量研究证实，此两项导引术对改善关节功能、提高生活质量等均有较好的效果，已在我国得到了广泛应用，西方国家也开始接受导引术作为某些疾病的辅助治疗。

第四节 "中西合璧"体现优势

对于目前痛风的治疗，多以西医治疗为主，但有些药物存在较大的副作用，也有某些患者因药物禁忌、合并症等情况,使药物选择有限,疗效欠佳;从患者依从性讲,临床上也经常出现在治疗过程中患者因各种因素自行停药,病情反复等情况。中医在治疗痛风时,体现了"辨证论治"和"整体观念",众多学者的研究认为,中西医协作不但可以发挥中、西药物的优势,而且可以提高疗效,尤其对难治性病例更能发挥协同作用,能更好地改善患者病情,提高患者生活质量、减少并发症和不良反应、增加患者依从性是中西医结合治疗痛风的优势体现。

第五节　中医"治未病"理念的引入

中医学在治疗上历来以防重于治。《素问·四气调神大论》中云:"是故圣人不治已病治未病,不治已乱治未乱……夫病已成而后药之,乱已成而后治之,譬如渴而穿井,斗而铸锥,不亦晚乎。"其提出了"治未病"的理论,强调预防和早期治疗的重要性,故在此探讨在"治未病"理论指导下如何对痛风进行中西医结合防治。

一、无症状期:未病先防

1. 禀赋不足者当未病先防

痛风的发病与先天禀赋有关。体质学研究发现,中医偏颇体质以湿热质和痰湿质与中青年高尿酸血症相关性最高,且男性比女性发病率更高,应加强对这些人群的疾病防治工作,如定期监测血尿酸,注意减少高嘌呤食物的摄入,减少饮酒等。

2. 食饮有节,不偏不嗜

《素问·上古天真论》云:"上古之人,其知道者,法于阴阳,和于术数,食饮有节,起居有常,不妄作劳,故能形与神俱,而尽终其天年,度百岁乃去。"强调了饮食有节律是保持健康状态的重要因素之一,故饮食应有规律,宜定时定量,不宜过饥过饱,不宜偏食,若饮食不节,嗜食肥甘、暴饮暴食,日久损伤脾胃,致脾失健运,则津液运化失常,湿浊内生,化热、结痰、化瘀,流注于肢体关节,成为诱发和加重痛风的因素。

3. 调和情志,精神内守

《素问·举痛论》云:"怒则气上,喜则气缓,悲则气消,恐则气下,惊则气乱,思则气结。"这提示人的情志、精神状态与脏气的运行息息相关,情志失调将影响到脏腑气机的升降出入,影响脏腑功能,继而引发疾病。若平素急躁易怒,则肝失疏泄,气机不畅,水停血滞,痰浊淤毒内生,日久及肾,肝肾两亏,成为痛风发生和发展的重要病机。故保持良好的精神状态,舒畅情志,恬淡虚无,精神内守,和喜怒而安居处,使肝气调达,气血运行不失其常,也是防治痛风的积极手段之一。

4. 适度锻炼,改善体质

适度运动可以促使气机运行,气行则水行,气机运行顺畅,则水湿不得停聚,可使痰湿渐消,起到改善体质的作用。但高尿酸血症患者需注意适量运动,故中医引导术如八段锦、太极拳等更适合有痛风或高尿酸血症危险因素者。

二、急性发作期：已病防变

《素问·阴阳应象大论》云："故邪风之至，疾如风雨，故善治者治皮毛，其次治肌肤，其次治筋脉，其次治六腑，其次治五脏，治五脏者半死半生也。"指出了早期诊治、防止传变的重要性。

1. 及时就诊

痛风急性发作期因能够自行缓解，导致了部分痛风患者在疾病之初未能及时就医，且又常伴有高血压、糖尿病、冠心病等与代谢密切相关的既往病史，临床上易误诊或漏诊。因此提高对痛风这一疾病的认识，及时就医、确诊十分重要。

2. 辨证论治

积极、正确地辨证施治，能够控制病情进展，减轻患者病痛，特别需注意在急性发作期应预防结石的形成，对关节、肾脏进行保护，减少痛风患者并发症的发生。

三、慢性期："瘥"后防复

慢性期是患者经常容易忽视治疗的时期，此时患者关节的急性炎症减退，疼痛缓解，以为病已治愈而停止相关治疗。一旦松懈，急性痛风性关节炎必将再次发作，甚至出现其他严重并发症。所以，在痛风慢性期如何使患者获得达标治疗，做到瘥后防复也需得到医患双方的重视。

通过长期的临床实践，结合龙华医院风湿免疫科两位上海市名中医陈湘君教授、苏励教授的经验，总结出慢性期当以健脾为要，以防治湿浊为治疗原则，并将此治疗原则扩展到日常保健之中。患者在平时生活调摄中，除了参照目前指南推荐的限制高嘌呤饮食等非药物治疗之外，从中医学理论出发，推荐患者可适当加用有健脾利湿之功效的药食两用之品，例如白扁豆、薏苡仁、茯苓、山药等，远离易生痰湿、生火热之品，如肥厚甜腻等易生痰湿，油炙煎炸易生火热，以免伤津耗液，酿生痰热湿毒，羁留日久，阻滞经络终，再发旧疾。

---------------------------- **参 考 文 献** ----------------------------

陈顺乐,邹和建,2014.风湿内科学研究生教材[M].北京：人民卫生出版社.

董丹丹,黄磊,谢向良,等,2018.中医辨治痛风/高尿酸血症30例临床观察[J].湖南中医杂志,34(9)：63-66.

高小娟,陈仁利,宋一凡,2018.原发性痛风的临床特点和流行病学研究[J].中国卫生标准管理,9(14)：15-17.

顾军花,茅建春,苏励,2008.陈湘君扶正法治疗痛风性关节炎经验撷菁[J].上海中医药杂志,42(9)：4,5.

国家中医药管理局,1995.中医病证诊断疗效标准 ZY/T 001.1-001.9-94[S].南京：南京大学出版社.

何森,陈晓平,蒋凌云,2010.中老年人群血清尿酸水平和高甘油三酯血症关系的研究[J].中华流行病学杂志,31(3)：356-358.

贾立辉,李小娟,2012.李小娟教授辨治急性期痛风性关节炎[J].实用中医内科杂志,26(5)：16,17.

李丹,张剑勇,2016.痛风现代流行病学及降尿酸药物研究进展[J].风湿病与关节炎,5(4)：73-76.

李璐,宋莹,张敏,2018.痛风性关节炎的影像学研究进展[J].影像研究与医学应用,2(7)：17-19.

李煜,2011.警惕高尿酸危害您的心血管[J].糖尿病天地·文摘(中旬),(11)：24,25.

刘芬芬,羊维,黄琳,等,2015.基于脾主运化理论探讨间歇期及慢性期痛风治疗策略[J].中医杂志,56(6)：475-477.

痛风的中西医结合治疗

刘燊仡,胡悦,2011.胡荫奇治疗痛风经验[J].辽宁中医杂志,38(10)：1961,1962.

娄玉钤,2001.中国风湿病学[M].北京：人民卫生出版社.

吕波,2008.胡玉灵治疗痛风性关节炎经验[J].中医杂志,49(11)：979,994.

茹意,郑淇,蒯仂,等,2018.中医药治疗痛风性关节炎的机制研究近况[J].时珍国医国药,29(6)：1428－1430.

石白,殷海波,张锦花,2012.痛风现代流行病学及其发病机制研究进展[J].风湿病与关节炎,1(6)：51－55.

石瑞舫,2011.路志正治疗痛风痹经验[J].河北中医,33(7)：965,966.

宋娇然,王先敏,2017.原发性高尿酸血症的中医药研究进展[J].新疆中医药,35(06)：145－152.

孙益,李象钧,赵俊,2012.痛风与中医体质相关性研究[J].西部中医药,25(6)：55－57.

藤森新,庄祥云,2005.代谢综合征与嘌呤代谢异常[J].日本医学介绍,26(5)：210,211.

万朝阳,2015.高尿酸血症与草酸钙肾结石形成关系的初始研究[D].广州：广州医科大学.

王承德,胡荫奇,沈丕安,2009.实用中医风湿病学[M].北京：人民卫生出版社：583,584.

王海南,刘宏潇,樊蕾,等,2011.从痰瘀论治痛风的临证体会[J].北京中医药,30(12)：909－911.

王旭,刘斌,2012.痛风性关节炎的影像学诊断及进展[J].国际医学放射学杂志,35(3)：251－254.

王艳丽,樊洁,2016.高尿酸血症与代谢综合征的相关性研究进展[J].临床合理用药杂志,9(13)：178,179.

王昱,张卓莉,2014.痛风难治的原因和治疗现状[J].中国医学前沿杂志,6(10)：11－15.

王跃旗,王义军,王磊,等,2012.急性痛风性关节炎的中医研究进展[J].环球中医药,5(11)：873－877.

王志萍,严继萍,王菊芳,2018.无症状高尿酸血症与急性痛风性关节炎超声特征比较[J].中国药物与临床,(1)：38－40.

肖扬,刘金菊,2015.健康体检人群高尿酸血症患病率与血脂的相关性分析[J].中国现代医药杂志,(7)：82－84.

阎胜利,2010.痛风的流行病学特点[J].山东医药,50(43)：107.

姚祖培,陈建新,1989.朱良春治疗痛风的经验[J].中医杂志,30(3)：16.

于建秀,宋修恩,王锡明,2017.痛风性关节炎的影像学诊断进展[J].医学影像学杂志,27(5)：926－928.

袁宁,刘雅,2016.高尿酸血症与心血管疾病及其危险因素相关性研究进展[J].四川医学,37(3)：335－338.

曾小峰,陈耀龙,2017.2016中国痛风诊疗指南[J].浙江医学,39(21)：1823－1832.

曾学军,2015.《2015年美国风湿病学会/欧洲抗风湿联盟痛风分类标准》解读[J].中华临床免疫和变态反应杂志,(4)：235－238.

张火圣,2012.原发性痛风30例误诊原因分析[J].临床合理用药,5(27)：93,94.

张晓洁,姜林娣2017.痛风患者肾脏结石与关节部位尿酸盐晶体沉积的相关性[J].中国临床医学,24(5)；767－769.

张昱,2005.痛风：疑难病中西医结合诊治[M].北京：科学技术文献出版社.

郑敏,麻骏武,2016.高尿酸血症和痛风的遗传学研究进展[J].遗传,38(4)：300－313.

朱万玲,钱秋海,2014.中西医对糖尿病合并痛风的病因病机研究[J].辽宁中医药大学学报,(5)：137－139.

Chang H Y, Pan W H, Yeh W T, et al, 2001. Hyperuricemia and gout in Taiwan: results from the Nutritional and Health Survey in Taiwan(1993—96)[J]. Journal of Rheumatology, 28(7)：1640－1646.

Feig D I, Kang D H, Johnson R J, 2008. Uric acid and cardiovascular risk[J]. New England Journal of Medicine, 359：1811－1821.

Harrold L R, Mazor K M, Negron A, et al, 2013. Primary care providers' knowledge, beliefs and treatment practices for gout: results of a physician questionnaire[J]. Rheumatology(Oxford), 52：1623－1629.

Jalal D I, Chonchol M, Chen W, et al, 2013. Uric acid as a target of therapy in CKD[J]. American Journal Kidney Diseases, 61：134－146.

Kuo C F, Grainge M J, Mallen C, et al, 2014. Eligibility for and prescription of urate-lowering treatment in patients with incident gout in England[J]. JAMA, 312：2684－2686.

McGill P E, Oyoo G O, 2002. Rheumatic disorders in Sub-Saharan Africa. East African Medical Journal[J], 79(4)：214－216.

Rees F, Jenkins W, Doherty M, 2013. Patients with gout adhere to curative treatment if informed appropriately: proof-of-concept observational study[J]. Annals of the Rheumatic Diseases, 72：826－830.

Richette P, Bardin T, 2010. Gout [J]. Lancet, 375 (9711)：318－328.

Richette P, Doherty M, Pascual E, et al, 2017. 2016 updated EULAR evidence-based recommendations for the management of gout[J]. Annals of the Rheumatic Diseases, 76(1)：29－42.

Thschild B M, Coppa A, Petrone P P, 2004. "Like a Virgin": Absence of rheumatoid arthritis and treponematosis, good sanitation and only rare gout in Italy prior to the 15th century[J]. Rheumatismo, 56(1)：61－66.

Wilk J B, Djousse L, Borecki I, et al, 2000. Segregation analysis of serum uric acid in the NHLBI Family heart study[J]. Human Genetics, 106(3)：355－359.

Yamada Y, Yamada K, Nomura N, et al, 2011. Molecular analysis of X-linked inborn errors of purine metabolism: HPRT1 and PRPS1 mutations [J]. Nucleosiaes, nucleotides & nucleic acids, 30(12): 1272-1275.

Zhu Y Y, Pandya B J, Choi H K, 2011.Prevalence of gout and hyperuricemia in the US general population: the National Health and Nutrition Examination Survey 2007—2008 [J]. Arthritis & Rheumatism, 63(10): 3136-3141.

痛风的中西医结合治疗

第五章 龙华医院风湿免疫科名中医对痛风的再认识及经验总结

第一节　上海市名中医陈湘君对痛风的再认识

陈湘君教授出生于杭州中医世家,现为上海中医药大学教授,主任医师,博士生导师,上海市首批名中医之一,第三至第五批全国老中医药专家学术经验继承工作指导老师,第二、第三批全国优秀中医临床人才研修项目指导老师,上海市第二批名老中医药学术经验继承班指导老师及上海市第二、第三批西医学习中医在职培训班指导老师,上海市中医药领军人才建设项目、上海高级中西医结合人才培养项目指导老师。目前担任龙华医院终身教授及专家委员会主任委员。曾担任中华中医药学会风湿病分会常务委员、上海市中医药学会内科分会及风湿病分会副主任委员、中国中西医结合学会风湿病专业委员会委员、中国中西医结合防治风湿病联盟常务委员等职。现担任中国中西医结合防治风湿病联盟常务委员,世界中医药学会联合会专业(工作)委员会风湿病分会理事。迄今从事中医临床、教学与科研近60年,在中医药辨治内科疑难症方面颇有造诣,尤其对风湿免疫性疾病的中医辨治有深入研究。

陈湘君教授学术上提倡扶正治痹,内外合治,气血阴阳同调。所倡导的以扶正法为主,治疗各类风湿病的学术思想已在全国中医风湿病界得到了普遍认同并编入上海市中医临床诊疗规范成为行业标准,主张临床辨证与辨病相结合、中西医结合的双重诊治。她说:"现代医学已在免疫调治风湿病上进行了长期的探索和研究,而中医的着眼点在于运用扶正祛邪的基本治则,内调人体内在正气,外避各种致病诱因之邪气,使人体的免疫系统自动地调节到正常有序的状态,从而控制疾病的活动,最终达到临床治愈的目的。"陈湘君教授在长期风湿病临床诊治中深刻体会到疾病与体质的关系,在治疗时本着"正之不存,邪将焉去"的邪正观,认为"正气虚是内因,是痹证发生的先决条件。正气虚,风寒湿热之邪得以乘虚入侵而致病,正气虚则内侵之邪无力祛除而致疾病缠绵难愈"。因此在治疗时尤其注重扶正法的应用。根据多年的临床经验陈湘君教授总结出不同的风湿病各有其"本",不同的风湿病其表现的脏腑虚亦各不同,在治疗时只要辨清根本,抓住病机与主症,确立恰当的治疗方法,都能收到良好的治疗效果。

一、陈湘君教授治疗痛风的学术思想

(一) 基本病机——脾虚为本,湿热瘀毒为标

陈湘君教授治疗痛风从扶正着手。红、肿、热、痛和功能障碍是痛风急性发作期的典型表现,故陈湘君教授将其归于"湿热痹"范畴,但又与一般的痹证不同,痛风往往与饮食密切相关,进食膏粱厚味或饮酒可能诱发,故陈湘君教授认为本病之本在于脾,而急性发作期的局部关节红肿、疼痛为病之标,具体治疗当分缓急,辨标本。

中医学认为脾为后天之本,主四肢关节肌肉,司运化之职。脾胃健运则水谷具化为精微气血,输布濡养脏腑器官。若脾胃素虚或嗜食醇酒肥甘损伤脾胃,则运化失健,湿浊之邪自

内而生,留而不去,蓄久化热,热盛化毒,流注于关节经络,气血闭阻不通而发病。可见本病虽急性发作期多见关节剧痛,皮色鲜红、肿胀、灼热甚至伴发热、口渴等湿热毒邪壅盛之象,但究其致病之因,仍应归于脾虚之本。从治病求本出发,在清热利湿、解毒泄浊的同时健运脾胃乃标本兼顾之治。此外,从经络循行理论分析,痛风好发于第一跖趾关节,恰为足太阴脾经所循。脾健则经络运行畅通,湿浊之邪难以留驻;脾虚则经气不利,邪浊易于留滞而发病。这也从经络学说方面进一步论证了健脾在本病治疗中的重要作用。因此,陈湘君教授认为本病急性发作期须在化湿解毒的同时,配以益气健脾之法以标本兼顾。而在间歇期,根据缓则治其本的原则,则着重健脾为主,化湿为辅,从而更能突出中医辨证论治、治病求本的特色。“正气存内,邪不可干”脾运健旺,湿热浊邪无可踞之地,则痛风不易复发。部分患者以往稍有饮食不节,即可诱发急性痛风性关节炎,但经一段时间中药调治后,即使饮食稍有放纵,血尿酸明显升高,也未见明显急性痛风性关节炎的发作,可见平时健脾之重要性,也进一步验证了虽湿浊之邪时有短时留滞,但若脾运健旺则邪浊未及化热即可化除,不致酿生重疾。

(二) 扶正法在痛风不同时期侧重点不同

1. 痛风急性发作期宜标本兼顾,健脾化湿、清热活血并用

痛风急性发作期以突发关节红肿灼痛,痛不可忍,状如噬咬,昼轻夜重,活动痛增为主症,部分患者兼有恶寒发热、头痛身痛、口干便结、舌红苔腻、脉洪大或弦数。辨证多属湿热毒邪下注关节,停于局部,耗气伤津。陈湘君教授主张治疗时勿忘求本,在清热利湿、解毒泄浊的同时健其脾而固其本。常用方以土茯苓、萆薢为君药,泄浊解毒;以白术、黄芪为臣药,健脾化湿;佐以知母、黄柏、制大黄、山慈菇、忍冬藤清化湿热,更增泄浊解毒之功;辅以生山楂、莱菔子消积导滞,红花活血通络以利气血顺畅、脉络通利,共奏消肿止痛之功。陈湘君教授对泄浊解毒药的选择,特别推崇土茯苓、萆薢二味,每方必用,是其经验独到之处。土茯苓味甘、淡,性平,主入脾、胃二经,可助升清降浊,有解毒利湿、疏经通络之功,使邪去正安,同时通经络,止痹痛,标本兼顾。土茯苓得黄芪扶助正气,再配伍山慈菇、忍冬藤清热解毒,其效尤著,《本草正义》言其“利湿去热,能入络,搜剔湿热之蕴毒”。萆薢味苦、甘,性平,主入肾、膀胱二经,有利分清泌浊。两药皆有除湿、解毒、利关节之功。萆薢常用于治疗梅毒、淋浊、脚气、疔疮痈肿、筋骨挛痛诸疾,而痛风以浊毒瘀滞为患,故用萆薢以降泄浊毒,通利关节,不但能降低血尿酸水平,又可解除骨节肿痛。

2. 痛风间歇期宜健脾化湿、活血化瘀

间歇期患者病情可轻可重。轻者饮食一如常人,也无关节痹痛;稍重者则时有关节隐痛红肿,或肿胀持久不退。饮食稍有不慎则痛风急作,若病情进一步发展,湿浊毒邪积聚不去,流注下焦,影响膀胱气化,气化不行,水道失调,脾虚及肾,则可见肢体浮肿、小便不利,甚则转为癃闭、关格,危及生命。故陈湘君教授认为对痛风间歇期的治疗切不可掉以轻心,须防患于未然,着重健脾益气,配合利湿泄浊、活血化瘀,方能起到长治久安之效。常用方则改以生白术、生黄芪、茯苓、生薏苡仁健脾益气化湿为主,同时以牛膝补益肝肾;生山楂、莱菔子化痰消积导滞;土茯苓、山慈菇、木瓜廓清余邪;佐加鸡血藤、川芎活血通络,以防久病必瘀、久病入络。

总之,对痛风的治疗,陈湘君教授认为痛风诊断一旦明确,治疗便应恪守健脾化湿解毒

这一大法。在此基础上,审证权变,加减用药,多可获得浊瘀逐渐泄化、血尿酸稳定下降的佳效,进而达到使脾之升清泌浊功能恢复正常。如果大法不知守恒,方药朝夕更改,或调治时辍时续,稍效即失耐心,则佳效往往难期,病情每每波动,甚则前功尽弃,病反加重。

3. 重视饮食调摄

痛风的发生发展均与饮食不慎密切相关。西医已明确此为嘌呤代谢失常之疾病,故建议患者低嘌呤饮食。陈湘君教授除参照现代医学的研究限制高嘌呤饮食外,更从中医学病机理论出发,建议患者多食健脾利湿之薏苡仁、山药、茯苓、扁豆等健康食品,同时远离油炙煎炸等火热之性的食品,以及肥厚甜腻等易生痰湿之品,以免伤津耗液,酿生痰热湿毒,远离甜腻之品酿生湿浊,湿浊痰热久羁,阻滞经络终成痛风。因此,陈湘君教授认为痛风患者的饮食控制是一个极为重要的环节,而通过健脾益气、利水渗湿使脾运健旺是预防痛风发作的积极而有效的方法。

二、上海市名中医陈湘君治疗痛风病案举隅

案 1. 张某,男,65 岁。

【主诉】左足疼痛半月余。

【现病史】患者 8 月 6 日因饮酒食海腥发物,旋即出现左大趾红肿热痛,至华东医院查尿酸:544 μmol/L,予西药口服 5 天,症情缓解不明显,来龙华医院求诊。

刻下:左大趾发紫,皮温升高,疼痛,活动不利,足底破溃,夜间痛甚,纳寐及二便如常。舌质红苔薄,脉小滑数。

【既往史】轻中度脂肪肝、高脂血症、前列腺炎史。

【中医诊断】痹证(湿热内蕴,瘀血内阻)。

【治则】清化湿热,活血止痛。

【处方】生白术 12 g,生薏苡仁 15 g,忍冬藤 30 g,金银花 12 g,山慈菇 15 g,草薢 30 g,丹参 15 g,牛膝 15 g,莪术 15 g,鸡内金 15 g,金钱草 30 g,赤芍 15 g,参三七 6 g,延胡索 30 g,蜂房 12 g,14 剂。

【二诊】服药后自觉疼痛减轻,故停药 1 周,后再次饮食不慎,疼痛复作,左足第一跖趾关节色暗红,肿胀,肤温升高,二便如常,舌质红苔薄,脉细小。证属湿热蕴结,瘀血内阻;治拟清热除湿,活血止痛。处方:生白术 12 g,知母 12 g,忍冬藤 30 g,金银花 12 g,赤芍 15 g,山慈菇 15 g,鸡内金 15 g,金钱草 30 g,泽兰 15 g,泽泻 15 g,牡丹皮 15 g,丹参 15 g,延胡索 15 g,骨碎补 15 g,14 剂。

【三诊】疼痛好转明显,但行走无力,左足第一跖趾关节肤色暗,偶有疼痛,纳可,寐欠安,午夜胸闷不舒,二便调,脉小滑,苔薄。辅助检查:肝肾功能正常,尿酸 259 μmol/L。证属脾肾亏虚,瘀热互结;治拟健脾补肾,清热活血。处方:生白术 12 g,生薏苡仁 15 g,牛膝 15 g,丹参 15 g,莪术 15 g,赤芍 30 g,牡丹皮 15 g,金蝉花 15 g,鸡血藤 30 g,忍冬藤 30 g,知母 12 g,夜交藤 30 g,鸡内金 12 g,金钱草 30 g,山慈菇 12 g,28 剂。

【按语】患者以饮食为诱因,左足第一跖趾关节红肿热痛为主症,故辨为痛风。历代医家对于痛风各有论述,朱丹溪《格致余论》就曾列痛风专篇,云:"彼痛风者,大率因血受热,

已自沸腾,其后或涉水,或立湿地……寒凉外抟,热血得寒,寒浊凝滞,所以作痛,夜则痛甚,行于阴也。"明代张景岳《景岳全书·脚气》中认为,外是阴寒水湿,今湿邪袭入皮肉筋脉;内由平素肥甘过度,湿壅下焦;寒与湿邪相结郁而化热,停留肌肤,病变部位红肿潮热,久则骨蚀。清代林佩琴《类证治裁》:"痛风,痛痹之一症也……初因风寒湿郁痹阴分,久则化热致痛,至夜更剧。"陈湘君教授认为本患者平素嗜食肥甘酒腥,湿热内生,壅聚下焦,痹阻关节故而红肿疼痛,服用西药5天来就诊,急性发作期已过,湿邪黏腻,热邪耗气伤津,血液凝滞,则为瘀血,故治拟清热除湿,活血止痛。方用生白术、生薏苡仁为君,燥湿健脾,脾气健运,水湿得利;忍冬藤、金银花、山慈菇、赤芍清热解毒,萆薢、金钱草利湿除痹,共为臣药;瘀血较显,莪术、丹参、参三七、蜂房活血化瘀,鸡内金健脾,延胡索止痛为佐药;牛膝补益肝肾,引药下行,为使药。后患者因再次饮食不节疼痛复作,此时为急性发作期,故少用健脾及活血药而加知母清泻胃热,泽兰、泽泻利湿而加强清热解毒利湿之功。三诊见疼痛缓解,湿热耗气伤津,因患者见脾肾虚弱征象,故再予生白术、生薏苡仁为君,燥湿健脾,脾气健运,水湿得利;忍冬藤、知母、山慈菇、牡丹皮清热解毒,金钱草利湿解毒,共为臣药;莪术、赤芍清热活血化瘀,鸡内金健脾,牛膝补益肝肾,引药下行,共奏健脾补肾,清热活血之功。但仍需节制肥甘酒浆,以防再发。

案2. 丁某,男,40岁。

【主诉】右踝关节红肿热痛1周。

【现病史】患者1周前疲劳后突然出现右踝关节红肿热痛,持续1周,后经外院诊治及休息后症状减轻,但病变部位肿胀不退,皮色变暗,压痛,一年前曾有类似发作史,有烟酒嗜好,无家族史。舌淡红苔黄腻,脉细。

刻下:右踝关节红肿甚,皮温升高,按之疼痛,行走不利,舌红暗,脉细涩。

【中医诊断】痹证(湿热蕴结,兼有血瘀)。

【治法】清化湿热,活血通络。

【处方】苍术12 g,白术12 g,生薏苡仁15 g,知母12 g,黄柏12 g,莪术30 g,川芎30 g,山慈菇15 g,泽兰15 g,泽泻15 g,土茯苓30 g,蚕沙(包煎)30 g,牛膝15 g,7剂。

【二诊】近查血尿酸为450 μmol/L,明确为痛风性关节炎,服上方后,关节肿胀疼痛较前好转,苔薄脉滑数。守法再进。处方:白术15 g,生薏苡仁15 g,知母12 g,黄柏12 g,土茯苓30 g 莪术30 g,山慈菇15 g,蚕沙(包煎)30 g,金蝉花15 g,莱菔子30 g,生山楂15 g,鸡血藤30 g,扦扦活30 g,14剂。

【三诊】服药后,虽工作疲劳,但未再发痛风,复查血尿酸已降至365 mmol/L,形体偏瘦,皮肤干燥而痒,苔薄黄,脉细。思湿邪渐化,需防阴液不足,当另予益气养阴,兼通经络。处方:生黄芪30 g,白术10 g,生薏苡仁15 g,莱菔子30 g,生山楂15 g,山慈菇15 g,蚕沙(包煎)30 g,金蝉花15 g,玉竹12 g,黄精15 g,赤芍15 g,白芍15 g,14剂。

上方继续加减服用近3月,虽饮食有时开放,但未发痛风,血尿酸多次复查均在正常范围内。后嘱饮食控制为主。

【按语】痛风类似于古人之"白虎历节",发时痛如虎噬,下肢关节突发性红肿热痛,往往与高嘌呤饮食有关,西医虽用消炎止痛药及秋水仙碱能暂时缓解疼痛,但不能根治及预防其复发,而中医从调理体质入手,可获治本之功。例如,本例患者其局部皮色紫暗漫肿不消,又有嗜酒史,辨其体质应为脾虚湿热内蕴兼有血瘀,急性发作时须祛湿清热,未发作时宜健脾化湿,同时不忘活血通络,则标症既除,而本虚得治,使病情得以稳定不发。

案3. 唐某,男,65岁。

【主诉】右侧第一跖趾关节反复红、肿、热、痛10年余,加重1个月。

【现病史】患者10余年前无明显诱因出现右侧第一跖趾关节红、肿、热、痛,于当地医院查血尿酸未升高(报告未见),诊断为痛风性关节炎,予以苯溴马隆片、别嘌醇、吲哚美辛等治疗后症状缓解,虽生活习惯良好,但每年仍有发作,且每次发作的时间逐渐延长,每次发作时服上药控制,但因始终觉患处关节酸楚不适,行走后稍有胀痛,遂求助于中药治疗。辅助检查:2周前查肾功能示肌酐104 μmol/L,尿素氮8.0 mmol/L,尿酸465 μmol/L;尿常规示隐血++,白细胞+,余正常。

刻下:右侧第一跖趾关节处皮肤暗红,酸胀,微肿有压痛,腰酸乏力,畏寒,纳差,不易入睡,小便频数,夜尿2~3次,大便不成形,日2~3次。舌淡红,苔滑,舌体偏胖,脉细。

【中医诊断】痹证(脾虚湿盛,浊瘀阻络)。

【治则】健脾益气,利湿泄浊。

【处方】生黄芪60 g,白术12 g,菟丝子20 g,生升麻12 g,土茯苓30 g,白花蛇舌草30 g,青蒿30 g,山慈菇15 g,酸枣仁30 g,芍药30 g,莪术30 g,甘草9 g,鸡血藤30 g,益智仁15 g,14剂。

【二诊】服药后,患者觉关节酸胀减轻,自觉神清有力,稍有腹泻,夜尿2~3次,夜寐改善,诊见脉细,舌质红苔薄白。处方:生黄芪30 g,白术12 g,菟丝子20 g,生升麻12 g,土茯苓30 g,牛膝30 g,山楂9 g,山慈菇15 g,生薏苡仁30 g,川芎12 g,莪术30 g,甘草9 g,鸡血藤30 g,益智仁15 g,炒薏苡仁30 g,14剂。

【三诊】继服药后,精神振作,行走后无明显酸胀感,腰酸改善,胃口尚可,大便成形,夜尿1~2次,诊见舌红,苔薄白,脉细。予守前方,改莪术为15 g。

【按语】本病案中,患者形体偏瘦,又处在间歇期,根据缓则治本的原则,着重健脾为主,化湿为辅,从而更能突出中医辨证论治、治病求本的特色。"正气存内,邪不可干"脾运健旺,湿热浊邪无滋生之地,则痛风不易反复。部分患者以往稍有饮食不节,即可诱发急性痛风性关节炎,但经一段时间中药调治后,即使饮食稍有放纵,血尿酸升高,也未见明显急性痛风性关节炎的发作,可见健脾之重要性,也进一步验证了,若脾运健旺则湿浊不易产生,且即使湿浊内生,但邪浊未及化热即可化除,不致酿生疾发。故陈湘君教授认为对痛风间歇期的治疗切不可掉以轻心,须防患于未然,着重健脾益气,配合利湿泄浊、活血化瘀,方能起到长治久安之效。方中以白术、生黄芪、升麻等补益脾胃之气,青蒿、白花蛇舌草、山慈菇解毒祛浊,芍药、甘草缓急止痛,莪术、鸡血藤活血化瘀止痛,益智仁补益肝肾。二诊时,患者酸胀感缓解,则应更加注重固本,因此加入了牛膝补益肝肾,炒薏苡仁健脾,生山楂消食开胃,去青蒿,扶正之力尤著。三诊时则以治本为主,扶正而邪无藏匿之处。

案4. 付某,男,57岁。

【主诉】反复两踝关节肿痛2年余,加重1个月。

【现病史】患者因工作需要,应酬不断,以致形体日渐增胖。两年前出现左踝关节红肿热痛,查血尿酸升高(678 μmol/L),诊断为痛风,服用秋水仙碱片1周后好转,遂不以为然。近因痛风反复发作,痛如刀绞已有1月,服西药未能控制,彩超显示左肾0.4 cm×0.3 cm结石影,肌酐75 μmol/L,ESR 63 mm/h,CRP 23.4 g/L,遂来我院门诊。

刻下:右踝关节肿大,扪之发热,不能弯曲,骨性标志不明显,行走需拐杖相助,纳可,眠安,小便短赤,大便秘,脉滑数,舌红、苔黄稍滑,口微渴。

【中医诊断】痹证(湿热下注,浊毒阻络)。

【治则】清热利湿、解毒泄浊,辅以健脾化湿。

【处方】白术10 g,黄柏12 g,牛膝15 g,萆薢30 g,蜂房12 g,土茯苓30 g,山慈菇15 g,木瓜15 g,忍冬藤30 g,制大黄15 g,泽泻30 g,威灵仙15 g,延胡索30 g,石韦30 g,丹参15 g,14剂。

【二诊】服药后,患者自觉关节疼痛肿胀之症改善较显,走路稍有酸痛,行走已不需拐杖,大便日2次,苔薄黄,舌体胖,脉数。予守前方改萆薢15 g,忍冬藤15 g,制大黄9 g,加薏苡仁30 g,黄芪15 g。

【按语】陈湘君教授认为痛风的基本病机为脾虚为本,湿热毒邪为标。本病单由外感湿热毒邪,或嗜食肥甘厚味酒腥,蕴生湿热,留滞筋脉肌肉关节所致,治疗上以祛风散寒除湿或清热解毒之法,虽能取效于一时,但长期疗效不甚理想。故陈湘君教授认为治病必须求本,在清热利湿、解毒泄浊的祛除标邪的同时,必须顾及健运脾胃之本。此外,从经络循行理论分析,痛风好发于足第一跖趾关节,恰为足太阴脾经所循。足太阴脾经起于足大趾内侧端隐白穴,沿内侧赤白肉际上行,过内踝的前缘,沿小腿内侧正中线上行,在内踝上8寸处,交出足厥阴肝经之前,上行沿大腿内侧前缘,进入腹部,属脾,络胃。由此可见,脾健则经络运行畅通,湿浊之邪难以留滞;脾虚则经气不利,邪浊易于留滞而发病。这也从经络学说方面进一步论证了健脾在本病治疗中的重要作用。因此,陈湘君教授认为本病在发作期须在化湿解毒的同时,配以益气健脾之法以标本兼顾。方中萆薢、土茯苓、泽泻、石韦利湿祛浊,延胡索活血通经,威灵仙祛风湿、通经络,忍冬藤、山慈菇、蜂房清热止痛,化痰散结,制大黄通腑活血,木瓜舒筋,辅以白术益气健脾兼顾祛湿。二诊时,患者湿热毒邪渐消,于是加薏苡仁、黄芪健脾益气以顾护正气,从本图治。

案5. 唐某,男,46岁。

【主诉】两踝关节反复肿痛1年余,加重2周。

【现病史】患者一年前曾有足趾关节肿痛发作,当时未就诊,关节肿痛无法行走2天后自行减轻缓解,后未重视。2周前劳累后突然出现右踝关节红肿热痛,持续1周,后经外院予新癀片治疗及休息后症状稍缓,于龙华医院2013年10月13日查血尿酸:512 mmol/L。

刻下:病变部位肿胀不退,皮色变暗,不痛,苔黄腻,脉细。

【中医诊断】痹证(湿热蕴结,兼有血瘀)。

【治则】清化湿热,活血通络,佐以健脾。

【处方】苍术12 g,白术12 g,生薏苡仁15 g,黄柏12 g,知母12 g,莪术30 g,土茯苓30 g,山慈菇15 g,泽兰15 g,泽泻15 g,蚕沙(包煎)30 g,川芎30 g,牛膝15 g,14剂。

【二诊】服药后,查血尿酸为 450 μmol/L,关节肿胀疼痛较前好转,苔薄脉滑数。守方去苍术、牛膝、泽兰、泽泻和川芎,加金蝉花 15 g,莱菔子 30 g,生山楂 15 g,鸡血藤 30 g,扦扦活 30 g,28 剂。

【三诊】继服上药后,虽工作疲劳,也未再发痛风,复查血尿酸已降至 365 μmol/L,形体偏瘦,皮肤干燥而痒,苔薄黄,脉细。考虑湿邪渐化,需防阴液不足,当另予益气养阴,兼通经络。处方:生黄芪 30 g,生白术 10 g,生薏苡仁 15 g,莱菔子 30 g,生山楂 15 g,山慈菇 15 g,蚕沙(包煎)30 g,金蝉花 15 g,玉竹 12 g,黄精 15 g,赤芍 15 g,白芍 15 g。

上方继续加减服用近 3 月,虽饮食有时开放,但未发痛风,血尿酸多次复查均在正常范围内。后嘱患者停用药物,饮食控制为主,病情未复发。

【按语】本例患者其局部皮色紫暗漫肿不消,又有嗜酒史,辨其为脾胃虚弱为本,脾虚不运,水湿内生,久则蕴而化热,初期患者关节红肿热痛,故在健脾化湿基础上以清热解毒,予平胃散燥湿健脾,知母、黄柏清热,土茯苓解毒,且不忘活血通络。三诊时患者关节红肿基本已退,属间歇期,故着重健脾。

第二节 上海市名中医苏励对痛风的再认识

苏励教授,1957 年出生于上海,为上海市名中医,教授,主任医师,博士生导师。曾担任龙华医院风湿免疫科主任,现为上海中医药大学龙华临床医学院中医内科教研室主任,上海中医药大学学术委员会、专家委员会、学位委员会委员。先后担任中国中西医结合学会风湿病专业委员会副主任委员、中国民族医药学会风湿病分会副主任委员、中华中医药学会风湿病分会常务委员、上海市中西医结合学会风湿病专业委员会主任委员、上海市中医药学会风湿病分会副主任委员、国家中医药管理局风湿病重点学科带头人及上海市中医临床优势专科(风湿病)负责人。从事风湿病中医临床诊治及科研、教学工作 30 余年。擅长运用中医理论,病证结合治疗系统性红斑狼疮、类风湿关节炎、痛风、强直性脊柱炎、干燥综合征等各类风湿免疫疾病。先后培养硕、博士及师承学员 30 余人,现已有一半以上成长为行业内的精英和中流砥柱。曾获国家科学技术进步奖二等奖及上海中医药科技奖一等奖各 1 次,获上海市科学技术奖三等奖 3 次。主编《类风湿关节炎中医治疗》、上海市普通高校"九五"重点教材《中医内科学》等专著及教材 8 部,发表核心论文 130 余篇。

苏励教授熟读经典,推崇《黄帝内经》《伤寒杂病论》《医林改错》等,主张辨证与辨病相结合,治疗处方当因时、因地、因人而异。苏励教授依据《素问》的痹证理论,创造性地提出风湿病"瘀在痹前,痹必挟瘀"的发病机制,并提出独到的中医治疗风湿病学术思想:治疗应尽早运用活血化瘀药,不必等见到血瘀证再用,逐瘀通络应贯穿痹病治疗始终。同时,他认为治痹当先实脾,不忘"胃喜为补";治痹须宗"有故无殒"之旨,善用"有毒"抗风湿中药。苏励教授临证用药灵活、胆大心细、擅用重剂,提倡"大方治大病,小方治小病",从 100 g 的石膏到 1~2 g 的细辛,收放自如。主张心身一体,注重风湿病患者的心理疏导,善于与患者交流,其幽默风趣的语言、谦逊随和的态度深得众多患者敬爱。

一、苏励教授治疗痛风学术观点

痛风的产生,大抵由于湿浊瘀邪,流滞经络,痹阻关节,气血不畅,不通则痛。加之发病急骤,疼痛剧烈但可自行缓解,来去如风,然"证似风而本非风",非一般风邪所为。由于痛风常易反复发作,急性发作期痛如虎噬,慢性期则迁延难愈,导致局部痛风石形成、关节畸形、关节破坏,甚则损及肾而致痛风肾之危候,邪深正危,预后较差。故论治当审谛覃思、详察形候以治之。

(一) 痰浊内伤,健脾为要

痰浊湿邪内生,困阻损伤脾胃是痛风发病的重要基础。治疗当以健脾化痰、泄浊祛湿为要法。

湿浊之邪,非受于外,而主生于内。脾居中焦,主运化水谷水湿。脾虚则水谷水湿不运,而生痰浊;痰浊内阻中焦,水谷水湿运化无权,气机升降失常,而致脾胃功能进一步受损,痰浊湿邪更盛。如此恶性循环,痰浊致瘀,浊瘀之邪流窜经络,积滞、痹阻筋骨关节,而致肢体关节疼痛。甚则痰瘀浊毒附骨,且不易祛除,逐渐出现关节畸形、痛风石沉积,关节破坏。穷则及肾,脾肾阳虚,浊毒内蕴,而致痛风肾之危候。故苏励教授认为,痰浊内伤脾胃乃痛风发病的重要基础,治病必求于本,当以健脾化痰、泄浊祛湿、活血化瘀之法为要。苏励教授临证喜重用生黄芪、生白术益气健脾,以茯苓、薏苡仁化湿泄浊,鸡内金、神曲健脾和胃,并擅用活血化瘀通络之品如莪术、路路通、王不留行、鸡血藤等,共奏健脾化湿通络之效。

(二) 阴寒凝涩,培元通阳

元阳虚衰,阴寒之邪凝涩关节是痛风发病的病机关键。治疗当培元以通阳,避除阴寒之邪。

金元四大家滋阴派代表人物朱丹溪首次明确提出"痛风"的病名。其在《格致余论·痛风论》中言"彼痛风者,大率因血受热,已自沸腾,其后或涉冷水,或立湿地,或扇取凉,或卧当风,寒凉外抟,热血得寒,污浊凝涩,所以作痛,夜则痛甚,行于阴也",可见痛风发病与"阴寒"之邪关系密切。"重阴必阳""重寒则热",素体元阳虚衰,阴寒之邪凝涩关节,而发为痛风,多表现为夜间下肢单关节突发剧烈的红肿热痛,虽为热象,实乃真寒假热,病在阴也。故苏励教授认为,治疗痛风当把握病机关键,以"培元通阳"为切入点,审证施药。"通阳不在温,而在利小便",临证多选用培元化浊、补肾固精、利水化湿的药物如黄芪、菟丝子、黄精、薏苡仁、苍术、黄柏、泽泻、猪苓等。黄芪味甘,性微温,既能益中补虚,健脾升阳,又能行滞通痹,利水消肿;菟丝子补益肾气,固精缩尿,两者开合益彰,"先后"同治,可共为君药。苍术、黄柏、泽泻、猪苓清热化湿、通利小便,既能使浊邪从小便而走,又能使元阳振奋,达到"通阳"之功效,可谓精妙。

(三) 分期论治,缓急有序

痛风急性发作期、间歇期、慢性期病机各有侧重,治疗当明辨缓急,分期论治。

痛风急性发作期,局部关节红肿热痛,疼痛剧烈难忍,昼轻夜重,甚则全身恶寒发热、头痛身重,伴便干溲黄、口苦口臭,舌红苔黄腻、脉洪大或弦数等。苏励教授认为此期主要病机为湿热之邪蕴结下焦,经脉为浊毒痹阻,气血运行不畅而致剧痛。急则治其标,此期治疗当以清热利湿、泄化浊毒为主,同时不忘扶正健脾固本,常以三妙散化裁处方,喜用土茯苓、山慈菇、萆薢、白花蛇舌草等清热解毒化湿,忍冬藤、青风藤、延胡索、穿山龙、威灵仙等祛风除湿、通络止痛,生白术、薏苡仁、茯苓等健脾化湿治疗。热甚者,可酌加牡丹皮、赤芍、生石膏、知母等凉血清热,便秘者可加生大黄涤肠通腑。

痛风间歇期,疼痛未作,然痰湿浊瘀之体尚存,一旦将息不慎、调摄失宜,则剧痛如风而至,防不胜防。苏励教授认为此期主要病机为脾虚湿困、脾肾两虚,当以预防为主、防治兼顾,常服汤药以健脾化湿、温肾化浊,从而改善病家体质,使正气存内,邪不可干。临证常重用生黄芪、生白术益气健脾,生薏苡仁、芡实、防己等化湿除痹;并以熟地黄、山茱萸、补骨脂、淫羊藿等药温阳助肾,从而达脾肾同治,先、后天之本同调之效。

痛风慢性期,病程绵长,迁延难愈,关节疼痛似有似无,痛如针刺,局部可及多处块瘰(痛风石),状若怪石,皮肤色紫暗,或为瘀斑、或结石溃破成豆渣样。其人往往面色黧黑、唇色暗红,或胸闷气急,或咳吐腥臭浓痰。苏励教授认为此期乃痛风慢性迁延反复所致,主要病机为痰瘀互结,甚则痰瘀之邪痹阻心脉而发为胸痹。故治当以活血化瘀、化痰通络为首要法则,临证常以血府逐瘀汤、桃红四物汤、当归拈痛汤等化裁,每每投以当归、川芎、莪术、牛膝、红花、丹参等活血之品,并不忘扶助正气、顾护脾胃。若瘀血重者,可酌加三棱、水蛭等破血逐瘀之类;疼痛重者,可加全蝎、蜈蚣等,每获良效。

更有甚者,发展至痛风性肾病、癃闭、关格之危候,现代医学谓之尿毒症期时,临床症见小便不出或点滴而出,心下悸动不宁,浮肿、腰以下为甚,畏寒肢厥,或腹痛、泄泻,或咳喘呕逆。关节肿胀疼痛,可见强直畸形,指(趾)皮下结节。舌质淡胖,边有齿痕,舌苔白滑,脉沉细。苏励教授认为此期治则当为温肾阳、利水消肿、活血化瘀,方药可选真武汤合桃红饮加减,以附子鼓舞肾中元阳,白术、茯苓健脾利水,生姜温散水气,芍药利小便、止腹痛。同时配合桃仁、红花、当归尾、川芎等活血祛瘀,威灵仙祛风除痹,共奏温阳利水活血之功。然此期病邪深入,正气衰微,疾病变化倏忽,半死半生矣。

(四) 兼参药理,擅用专方

痛风治疗亦当衷中参西,关注血尿酸水平,组方遣药可选择现代药理研究具有降尿酸、抑制白细胞趋化、镇痛等作用的中药。

现代医学认为高尿酸血症是导致痛风性关节炎发作的重要生化基础,降低血尿酸水平使其达标(血尿酸持续低于360 μmol/L),控制痛风性关节炎急性发作为痛风临床治疗及管理目标。苏励教授认为,痛风中医治疗应辨证与辨病相结合,衷中参西,从疾病的角度关注痛风患者的血尿酸水平,处方用药勿忘选择现代药理研究具有降低血尿酸水平、抑制白细胞趋化、消炎镇痛等作用的中药。例如,痛风急性发作期,选用土茯苓、百合、山慈菇等可抑制白细胞、发挥秋水仙碱样作用;选用延胡索可发挥中枢性镇痛作用,其主要止痛成分为延胡索总生物碱,具有显著镇痛功效,效力约为吗啡的40%。萆薢亦具有抗炎镇痛作用,萆薢水提物能明显降低小鼠和大鼠足肿胀程度,提高小鼠痛阈值,对尿酸盐结晶所致的痛风性关节炎有一定作用。痛风间歇期,选用虎杖、菝葜、姜黄、萆薢、栀子等可抑制尿酸生成;秦皮、车前草、土茯苓、苍术可促进尿酸从肾脏排出;大黄等通便药可促进尿酸从大便排出;而秦艽既

痛风的中西医结合治疗

能促进尿酸排泄，也能抑制尿酸生成。此外，苏励教授勤求博采，擅用效方验方经方，如三妙丸、四妙散、白虎桂枝汤、宣痹汤、桂枝芍药知母汤、乌头白虎汤、玉女煎等，立足经典，化裁为治疗痛风的专方。

（五）膏敷熏洗，重视外治

痛风治疗宜整体与局部互补，内外合治，临证当重视中医外治法包括膏药外敷、中药熏洗等的地位和作用。

痛风一病，内责之脾虚生湿、浊瘀滞络，外发为下肢足趾关节急性红、肿、热、痛，功能障碍，故苏励教授强调内治的同时亦当重视外治，内外合治方能药至病所，邪退正安。清代医家吴尚先在其《理瀹骈文》中有言"外治之理即内治之理，外治之药亦内治之药，所异者法尔……外治可与内治并行，而能补内治之不及"。苏励教授认为，痛风急性发作期最宜内外合治，应重视中医外治法包括膏药外敷、中药熏洗等特色疗法在痛风治疗中的地位和作用。他临证擅用金黄膏外敷，配合内服汤药，可针对局部红肿热痛的关节迅速起到清热、消肿、止痛的作用，内、外之法并用，相得益彰。金黄膏为龙华医院自制制剂，主要组成包括姜黄、大黄、黄柏、苍术、厚朴、陈皮、甘草、天南星、白芷、天花粉等药，具有消肿止痛、清热解毒、散瘀化痰之功效，取适量金黄膏涂抹于纱布贴敷患处，1~2 h后取下擦净，疗效甚佳。

中药熏洗亦是苏励教授外治痛风发作的常用方法，以经验效方四生透骨方（生川乌15 g，生草乌15 g，生半夏15 g，生南星15 g，细辛15 g，乳香 g，没药15 g，透骨草30 g，冰片9 g）煎汤，取热药熏蒸局部关节，使药物蒸气透过皮肤直达病所，可起到事半功倍之效。对于慢性痛风石溃破、溢脂流脓者，苏励教授常选用复方黄柏液冲洗，日 1 次，每奏清热解毒、消肿祛腐之功，能有效预防感染，促进伤口愈合。

（六）详嘱饮食，未病先防

痛风的发病与饮食关系密切，喜饮酒而嗜食肥甘厚腻，进食高嘌呤食物等极易诱发痛风。故当遵上工治未病之旨，详嘱患者控制饮酒及高嘌呤食物的摄入。西方医学对痛风的认识同样久远，早在 2 500 年前西医之父希波克拉底就曾发现了痛风与奢侈生活，饮酒、进食不节制的关系。现代医学研究发现，人体的尿酸池来自内源性代谢产生的尿酸（占 80%）和饮食摄入的外源性尿酸（占 20%）。控制饮食可减低 10%~18% 的尿酸并预防痛风急性发作，因此痛风的治疗必须控制饮食。中医学历来强调治未病、养生理念，《素问·四气调神大论》云："是故圣人不治已病治未病，不治已乱治未乱，此之谓也。夫病已成而后药之，乱已成而后治之，譬犹渴而穿井，斗而铸锥，不亦晚乎。"苏励教授认为痛风的治疗 70%靠患者自身，当注重日常饮食调摄，因此医者对患者的饮食指导及建议至关重要。他临证每建议患者避免饮酒（包括啤酒、白酒、红酒）及各类肉汤，做到"有所食有所不食"。依据现代医学最新流行病学研究及评估，明确了动物内脏、红肉、高嘌呤的海鲜、酒精等是诱发痛风的危险因素，而禽类、富含嘌呤的蔬菜对痛风的影响不大，饮食时当有所取舍。此外，苏励教授从中医学病因病机及药食同源理论出发，建议患者可多食健脾化湿之药食两用品，如薏苡仁、山药、茯苓、白扁豆等，远离肥甘厚腻、辛辣生冷、油煎火炙之物，以免酿生痰湿热毒，或寒湿内侵、损伤脾胃，终致痛风的发生。

二、上海市名中医苏励治疗痛风病案举隅

案.陈某,男,62岁。

【主诉】痛风10年,右足大趾红肿热痛1天。

【现病史】患者有痛风病史10年。关节反复疼痛,时轻时重,肢体屈伸不利,腰膝酸软,伴畏寒肢冷,头晕耳鸣,面色少华,食少便溏,精神疲软。近几天来因假日外出旅游,连续几天进食海鲜及饮酒,昨夜间出现右足大趾及踝关节处疼痛剧烈,不能行走,局部红肿灼热,夜不能寐。查血尿酸620 μmol/L,耳轮有结石存在。舌质淡胖,舌边有瘀斑,苔黄腻,脉沉弦数。

【中医诊断】痹证(脾肾阳虚,痰瘀互结,湿热蕴结下焦)。

【治则】清热利湿、化痰逐瘀为先,扶正健脾固本。

【处方】四妙丸加味。炒白术27 g,防风9 g,苍术15 g,土茯苓60 g,虎杖15 g,威灵仙30 g,延胡索30 g,忍冬藤60 g,炒薏苡仁30 g,萆薢15 g,白花蛇舌草30 g,黄柏9 g,青风藤30 g,穿山龙30 g,牛膝15 g,秦皮15 g,生甘草15 g,5剂。

每日1剂,水煎,分3次服。同时嘱饮食清淡,忌酒及海鲜等高嘌呤食物。

【二诊】服药后,右足大趾红肿、灼热、疼痛缓解,踝关节处肿痛明显减轻,按之不热,腰膝酸软,畏寒肢冷,头晕耳鸣,面色少华,食少便溏,精神疲软,寐欠安。耳轮有结石。舌质淡胖,舌边有瘀斑,苔薄腻,脉沉弦。标象渐缓,乃须治本,拟温补脾肾为主,佐以祛痰化瘀,清热利湿。处方:生黄芪30 g,炒白术27 g,防风9 g,莪术15 g,炒薏苡仁30 g,牛膝15 g,续断15 g,延胡索30 g,莪术15 g,杜仲15 g,土鳖虫9 g,青风藤30 g,鸡血藤30 g,制南星12 g,秦皮15 g,土茯苓30 g,虎杖15 g,珍珠母30 g,炙甘草9 g,14剂。

【三诊】服上药后,踝关节处肿痛缓解,畏寒肢冷好转,仍头晕耳鸣,腰膝酸软,大便日一行,成形,寐尚安。查血尿酸370 mmol/L,舌质淡胖边有瘀斑,苔薄,脉沉细。脾肾阳虚,痰瘀互结,继拟温补脾肾,祛痰化瘀。处方:生黄芪30 g,炒白术27 g,防风9 g,莪术15 g,炒薏苡仁30 g,牛膝15 g,续断15 g,延胡索30 g,莪术15 g,杜仲15 g,土鳖虫9 g,僵蚕30 g,鸡血藤30 g,制南星12 g,秦皮15 g,土茯苓30 g,虎杖15 g,炙甘草9 g,14剂。

【按语】人至老年,脏气渐衰,脾胃运化功能减弱,连续几天进食海鲜及饮酒,至脾失健运,升清降浊无权,酿生湿热,湿热之邪流窜下焦,滞于筋骨关节,痹阻气血而致足趾关节肿胀疼痛。虽患者有痛风史10年,见腰膝酸软,伴畏寒肢冷,食少便溏,耳轮有结石等脾肾阳虚,痰瘀互结之证,但此次因进食膏粱厚味突然发病,宜急则治其标,治疗当以清热利湿、化痰逐瘀为先,重在改善关节局部症状。方中以四妙丸清热燥湿,重用土茯苓60 g加虎杖、威灵仙、萆薢、秦皮利湿化浊,促尿酸排泄;白花蛇舌草、忍冬藤、延胡索、青风藤、穿山龙清热解毒、祛风除湿、通络止痛。痛风急性发作期甘草宜生用,且剂量要大,以补脾益气,清热解毒,缓急止痛。二诊时关节肿痛明显减轻,而腰膝酸软,畏寒肢冷,食少便溏等症状明显,且舌边有瘀斑,苔薄腻,耳轮结石,此乃脾肾阳虚、痰湿浊瘀的本虚标实之体,宜培补脾肾、扶正固本为主,佐以祛痰化瘀以改善患者体质。故用生黄芪、炒白术益气健脾,牛膝、续断、杜仲温补肝肾,莪术、延胡索、青风藤、土鳖虫、鸡血藤、制南星、土茯苓、炒薏苡仁等活血祛痰,化湿除痹。三诊时关节肿痛已缓解,但痰瘀尚存,故去青风藤,加僵蚕以助祛痰化瘀。证机相合,缓缓图之以求全功。

附 录

附录一　龙华医院风湿免疫科发表相关重要论文

1. 王政,陈湘君.泻浊通络法为主治疗痛风性关节炎 25 例临床观察[J].上海中医药杂志,2000,34(10):32,33.

目的:观察陈湘君教授诊治痛风性关节炎的临床验方对痛风性关节炎的治疗效果。方法:选择 25 例龙华医院风湿免疫科就诊的急性痛风性关节炎患者,运用泻浊通络法治疗,14 天为 1 个疗程,治疗 2~3 疗程,观察治疗前后关节疼痛指数、血尿酸、ESR。结果:临床痊愈 23 例(92%),显效 1 例(4%),有效 1 例(4%);关节疼痛指数、血尿酸、ESR 治疗后明显好转。结论:泻浊通络法急性期以清热泄浊通络为主,慢性期以健脾益肾化浊为法,具有良好临床疗效。

2. 曲环汝,史玉香,苏励.痛风论治探析[J].辽宁中医杂志,2002,29(7):394.

痛风一病,认识不一,多有人将其视为痹证,病因囿于风、湿、寒,疗之以风门套法。但据此验之临床,却鲜有疗。痛风病初急性发作所现跖趾关节或其他关节红、肿、热、痛,痛如虎噬,身热烦渴,溲赤便干等均是血分伏毒外发损络蚀骨的症状。而反映痛风病本的高尿酸血症,祖国医学可视其为血毒的潜在明证。运用利湿化浊,清热凉血的中药可分泄伏毒。随着病情发展,血中伏毒,灼津凝痰,枯涩血脉,滞血成瘀,痰瘀互结,聚而成石,血毒难清,痰瘀内潜。故痰瘀互结是痛风病变的一个重要环节。化痰逐瘀可有效阻断痛风病情发展。病久侵袭肾脏,妨碍中焦,发为关格、水肿诸证。细审痛风整个病变过程,毒自内生,脾肾脏腑虚损乃其病变根本。因而痛风之治,当分清标本,在痛风间歇期,更宜安抚五脏,调理脾肾为要。最后清淡饮食,通畅腑气,药食相济。

3. 陈浩,陈湘君,顾军花.痛风协定方对急性痛风尿酸的影响[J].上海中医药杂志,2005,39(9):34,35.

目的:观察陈湘君教授诊治痛风性关节炎的临床验方对急性痛风尿酸的影响。方法:选择 30 例龙华医院风湿免疫科门诊就诊的急性痛风性关节炎患者,运用"痛风协定方"治疗,疗程 2 周,观察治疗前后尿酸水平变化。结果:治疗后,血尿酸水平降低、尿尿酸水平升高,差异有统计学意义(P<0.05)。结论:"痛风协定方"本着治病求本的原则,标本兼顾,扶正祛邪,在运用化湿解毒泄浊的同时,强调健脾的重要性。"痛风协定方"具有良好的促进尿酸排泄,降低血尿酸的作用。

4. 顾军花,茅建春,苏励.陈湘君扶正法治疗痛风性关节炎经验撷菁[J].上海中医药杂志,2008,42(9):4,5.

痛风属痹证之"湿热痹"范畴,但又与一般的湿热痹不同。饮食不节是一个十分重要的诱因。中医认为脾为后天之本,主四肢关节肌肉,司运化之职。若脾胃素虚或嗜食醇酒肥甘损伤脾胃,则运化失健,湿浊之邪自内而生,留而不去,蓄久化热,热盛化毒,流注于关节经络,气血闭阻不通而发病。此外,从经络循行理论分析,痛风好发于足第一跖趾关节,恰为足太阴脾经所循。脾健则经络运行畅通,湿浊之邪难以留滞;脾虚则经气不利,邪浊易于留滞而发病。故陈湘君教授认为本病以脾虚为本，湿热瘀毒为标。因此，陈湘君教授提出分期辨治法：急性发作期宜标本兼顾，健脾化湿，清热活血；间歇期则以健脾为要，防治湿浊；同时病前病后均须重视饮食调摄，患者多食健脾利湿之薏苡仁、山药、茯苓、扁豆等健康食品，通过健脾益气、利水渗湿使脾运健旺是预防痛风发作的积极而有效的方法。

5. 茅建春，陈湘君.益气健脾解毒法在风湿病及痛风中的应用［J］.中国实用医药，2008，3（28）：169，170.

风湿性疾病特别是自身免疫性风湿病，往往有全身多系统和多器官损害，具有反复的症状，常因复杂多变的临床表现成为疑难杂症。多数风湿病是难以根治的，往往需要长期、甚至终身服药。近年来，运用益气健脾解毒法治疗风湿病及痛风，取得了一定的疗效，大多数的患者经过辨证治疗，可以协助控制病情、缓解症状和提高生活质量。痛风虽属痹证范畴，但又与一般的痹证不同，痛风的发病与饮食不节密切相关。脾为后天之本，司运化之职，脾胃健运则水谷俱化为精液气血，输布濡养脏腑器官。若脾胃素虚或嗜食醇酒肥甘损伤脾胃，则运化失健，湿浊之邪自内而生，留而不去，蓄久化热，热盛化毒，流注于关节经络，气血闭阻不通而为病，故痛风急性发作期可见关节剧痛，皮色鲜红肿胀灼热，甚则伴发热，口渴便秘等热毒壅盛之象，病久不瘥聚湿为痰，血滞为瘀，痰瘀交阻于经络关节则疼痛迁延，僵硬畸形，屈伸不利，皮下结节累累，坚硬如石。故湿痰热瘀是为病之标，脾虚运化不健乃为病之本，对于本病的治疗当分清标本虚实，急性发作期应以解毒泄浊为主治其标，待关节酸痛缓解，红肿消失后须继续以健脾利湿解毒法而固其本，使脾气健运，水湿气血得以转输流通。

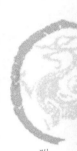

6. 赵蓓俊，茅建春.中医治疗痛风的现状［J］.浙江中西医结合杂志，2009，19（11）：721-724.

痛风急性发作时，辨之多痰瘀交阻，湿热难分，众医家对于痛风的辨证，多集中于化湿邪，清毒热，活血化瘀，化痰通络，部分医家顾及痛风患者缓解时阴液不足、脾肾亏虚的情况而加以调理，标本兼顾，不仅可以改善痛风患者发作时的痛苦，更可进一步调理其痰瘀交阻或湿热阴亏体质，以降低痛风发作的频率。除中药内服以外，许多医家都利用中药不同的理化作用，运用中药外敷，通过"体表穴位—经络通道—络属脏腑"的传递，达到治疗的目的。此外针灸治疗痛风性关节炎，疗效好，见效快，包括针刺、温灸、火针、电针、刺络放血，以及穴位注射等多种方式。随着现代医学的不断发展，关节镜等微创技术的不断完善不但为外科早期介入治疗急性痛风性关节炎增加了新方法，同时也弥补了外科手术治疗创伤大，禁忌证多等不足，并可作为检查手段用于明确诊断。临床观察表明，中西医结合治疗或者中医内服外敷联合治疗无论是对于痛风急性发作期缓解疼痛，改善症状，还是对于痛风间歇期，降低尿酸、胆固醇等指标都有明显疗效。综合疗法虽然给研究观察带来不准确性，但是多样化的疗法也许为不同的个体带来更合适的治疗方式。

7. 赵蓓俊，茅建春.陈湘君治疗高尿酸血症2例［J］.河南中医，2012，32（1）：112.

陈湘君教授认为治疗高尿酸血症在辨病的同时更需要辨证，患者虽然大多为体型丰满，嗜食膏粱厚味之人，但在其脾胃素虚，湿浊内生，留而不去的共同基础上，仍要根据个人体质的不同而辨证施治。病例1：患者尿酸升高，但并未出现关节疼痛，平素长期嗜食醇酒肥甘之品而损伤脾胃，湿浊之邪自内而生，阻碍气血流通，最终造成气停血瘀，表现为平素乏力嗜睡，胃纳欠佳，晨起口气较重。针对此患者，陈湘君教授治疗上以解毒泄浊，健脾化湿为主。

病例 2：患者血尿酸升高,湿热证并不明显,主要表现为腰膝酸软,夜寐梦多等,考虑由于肝肾不足,气阴亏虚所致,因此遣方以滋养肝肾为主。两方中均有一定比例健脾助运及活血化瘀的药物,脾胃健则内湿易化,外湿难侵,气血畅则"通而不痛",以防高尿酸血症进一步发展为痛风性关节炎,由此可窥陈湘君教授学术思想之一二。

8. 陈玉婷,茅建春.健脾化湿解毒方治疗缓解期痛风的临床疗效及其对相关炎性因子的影响[J].上海中医药大学学报,2014(1)：38 - 42.

目的：观察健脾化湿解毒方治疗缓解期痛风的临床疗效及其对相关炎性因子的影响。方法：采用随机对照的研究方法,纳入缓解期脾虚湿热证痛风患者 60 例,分为治疗组和对照组,每组 30 例。治疗组给予健脾化湿解毒方治疗,对照组给予别嘌醇口服,疗程均为 6 个月。观察并比较两组的临床疗效、中医证候积分、相关实验室指标及痛风的复发情况等。结果：治疗后,治疗组和对照组综合疗效的总有效率分别为 63.33% 和 56.67%,两组综合疗效比较差异无统计学意义($P>0.05$)；治疗组的中医证候疗效总有效率为 93.33%,对照组为 66.67%,两组疗效比较差异有统计学意义($P<0.01$)。治疗后,两组患者的中医证候积分均显著降低($P<0.01$),且治疗组患者的积分低于对照组($P<0.01$)；两组患者的尿酸、IL - 6、IL - 8 水平均显著降低($P<0.05$,$P<0.01$),且对照组患者的尿酸水平低于治疗组($P<0.01$),治疗组患者的 IL - 8 水平低于对照组($P<0.05$)。治疗过程中,治疗组和对照组的复发率分别为 26.67% 和 53.33%,两组比较差异有统计学意义($P<0.05$)；治疗组的复发程度积分明显低于对照组($P<0.05$),用药起效时间短于对照组($P<0.05$),服用尼美舒利片人数和剂量均少于对照组($P<0.05$,$P<0.01$)。结论：健脾化湿解毒方治疗脾虚湿热型痛风缓解期患者具有较好的疗效,能够有效缓解患者的症状,降低血尿酸及白细胞介素水平,预防痛风复发,减轻炎症反应。

9. 王东建,洪庆祥,苏励.培元化浊方联合苯溴马隆治疗痛风早期肾损害临床观察[J].上海中医药杂志,2014(12)：39 - 41.

目的：观察培元化浊方联合苯溴马隆对痛风早期肾损害的干预作用。方法：将 80 例伴有早期肾损害的原发性痛风患者随机分为研究组和对照组,每组 40 例。两组均予苯溴马隆及碳酸氢钠片,研究组同时加服培元化浊方。两组疗程均为 3 个月,观察临床疗效,以及相关实验室指标的变化情况。结果：研究组、对照组总有效率分别为 87.5%、65.0%,研究组临床疗效优于对照组($P<0.05$)。治疗后研究组血尿酸、血胱抑素 C、尿微量白蛋白、尿 α1 微球蛋白、尿 β2 微球蛋白水平明显下降($P<0.05$,$P<0.01$),对照组血尿酸、尿微量白蛋白水平明显下降($P<0.01$)；研究组血胱抑素 C、尿微量白蛋白、尿 β2 微球蛋白、尿 α1 微球蛋白水平明显低于对照组($P<0.05$,$P<0.01$)。结论：培元化浊方联合苯溴马隆对痛风早期肾损害具有改善作用。

10. 王慧娟,茅建春.中药对尿酸性肾病的机制研究进展[J].风湿病与关节炎,2017,6(6)：71 - 75.

通过总结近年来相关文献,从肾脏尿酸性结石及炎症、肾脏尿酸转运蛋白和肾脏间质纤维化 3 个方面综述中药对尿酸性肾病的机制研究进展。中药通过减少尿酸性肾结石的形成,中药抑制炎症介质释放调控炎症相关信号通路转导来抑制尿酸性肾病的肾脏炎症反应；中药通过多种途径调节肾脏尿酸转运蛋白,促进尿酸排泄,抑制尿酸生成,包括调控尿酸转运蛋白表达水平,调控尿酸转运蛋白基因转录,调控尿酸转运蛋白相关的微小 RNA。此外,中药还可以通过对纤维化因子分泌的调控来拮抗尿酸性肾病肾脏纤维化。

11. 杨旻昕,洪庆祥,王东建,等.培元化浊汤对慢性痛风性关节炎生化指标和临床症状的干预研究[J].四川中医,2017(9):100－103.

目的:观察培元化浊汤对于慢性痛风性关节炎的干预效果和症状改善程度。方法:将60例慢性痛风性关节炎患者随机分为两组,治疗组在节制饮食、保持中等强度运动量、控制血压的基础上采用培元化浊汤治疗,对照组在相同基础治疗同时予苯溴马隆干预,观察两组治疗前、治疗12周后、停药12周后血尿酸、甘油三酯、ESR、CRP变化,并将痛风发作频次和量化症状积分作为疗效统计。结果:治疗组治疗后、停药12周后血尿酸水平、甘油三酯、ESR、CRP较治疗前均有下降,差异有统计学意义($P<0.05$),对照组治疗后、停药12周后血尿酸水平、ESR、CRP较治疗前均有下降($P<0.05$),而甘油三酯水平与治疗前比较无明显改善($P>0.05$),同时,治疗组治疗后、停药12周后甘油三酯水平与对照组同期比较、治疗组停药12周后量化症状积分与对照比较,差异有统计学意义($P<0.05$),即治疗组优于对照组,而两组间血尿酸水平、ESR和CRP比较差异无统计学意义($P>0.05$)。结论:培元化浊汤能发挥类似苯溴马隆的效果,且能显著改善生活质量,预防急性痛风性关节炎的发作,疗效稳定持久。

12. 徐秋霞,顾军花.从肝脾论治痛风之医案分析[J].风湿病与关节炎,2018,7(02):51,52.

顾军花教授在诊病过程中,一向秉承"从肝论治"风湿病的理念,认为肝主筋,此筋之范围涵盖大部分关节肌肉,故肝之病为风湿痹病内伤脏腑之源头,盖因肝病则脾病,从而导致脾运不健而痰瘀内生,由此形成多种风湿病。在本病案中,患者自诉脾气急躁易怒,结合舌脉,可考虑患者肝旺脾虚,另有湿浊内生,故应补脾气,益肝肾之阴,祛湿通络,肝血亏耗,阴液不足,实需养肝,补其不足,故予舒肝润筋之治即可。虽然不同的疾病有其自身的病因病机,但其根本在于患者的体质改变,《素问·经脉别论》曰:"诊病之道,观人勇怯,骨肉皮肤,能知其情,以为诊法也。"西医在诊病治病过程中,往往会忽视患者的禀赋体质及性格情绪,而非发作期的治疗则强调体质调理,这也正是中医治未病的特色,值得继承发扬,也为诸多慢性病的调治方法作一启示。

附

录

附录二 常见降尿酸药物简要说明

一、西药

1. 苯溴马隆片:促尿酸排泄

【适应证】原发性高尿酸血症,痛风性关节炎间歇期及痛风结节肿等。

【用法用量】成人每次口服 25~50 mg(0.5~1 片),每日 1 次。用药 1~3 周检查血清尿酸浓度。

【不良反应】有时会出现胃肠不适感,如恶心,呕吐,胃内饱胀感和腹泻等现象。极少出现荨麻疹。在个别情况下会出现眼结膜发炎,短时间的阳痿,变态性的局部皮肤湿疹,水肿。

【禁忌证】

(1) 对本品中任何成分过敏者。

(2) 中至重度肾功能损害者(GFR<20 mL/min)及患有肾结石的患者。

(3) 孕妇、有可能怀孕的妇女及哺乳期妇女禁用。

【注意事项】

(1) 痛风急性发作期服用,有可能加重病症,建议在给药最初几天合用秋水仙碱或NSAIDs。

(2) 治疗期间需大量饮水以增加尿量(治疗初期饮水量不得少于 1.5~2 L)。以免在排泄的尿中由于尿酸过多导致尿酸盐结晶。定期测量尿液的酸碱度,为促进尿液碱化,可酌情给予碳酸氢钠或枸橼酸合剂,并注意酸碱平衡。

【特殊人群用药】

(1) 本品对儿童用药的安全性和有效性尚未研究,故不推荐儿童使用。

(2) 老年人一般生理机能下降,所以要减量用药或遵医嘱。

2. 别嘌醇:抑制尿酸合成

【适应证】

(1) 原发性和继发性高尿酸血症,尤其是尿酸生成过多而引起的高尿酸血症。

(2) 反复发作或慢性痛风者。

(3) 痛风石。

(4) 尿酸性肾结石和(或)尿酸性肾病。

(5) 高尿酸血症伴有肾功能不全。

【用法用量】成人初始剂量一次 50 mg(半片),每日 1~2 次,每周可递增 50~100 mg(0.5~1 片),至每日 200~300 mg(2~3 片),分 2~3 次服。每 2 周检查血清尿酸浓度。

【不良反应】皮疹可呈瘙痒性丘疹或荨麻疹。如皮疹广泛而持久,以及经对症处理无效,并有加重趋势时必须停药。胃肠道不良反应包括腹泻、恶心、呕吐和腹痛等。还可能出现血细胞减少、血小板减少、贫血、骨髓抑制,以上情况出现时均应考虑停药。其他不良反应有脱发、发热、淋巴结肿大,肝毒性、间质性肾炎及过敏性血管炎等。

【禁忌证】

(1) 对本品中任何成分过敏者。

(2) 严重肝肾功能不全者。

(3) 明显血细胞低下者禁用。

【注意事项】

(1) 本品不能控制痛风性关节炎的急性炎症症状,不能作为抗炎药使用。痛风急性发作期服用有可能加重病症。

(2) 治疗期间需大量饮水以增加尿量,并使尿液呈中性或碱性以利于尿酸排泄。

(3) 本品用于血尿酸和 24 小时尿尿酸过多,或有痛风石,或有泌尿系结石及不宜用促尿酸排出药者。

(4) 本品必须有小剂量开始,逐渐增至有效量维持正常血尿酸和尿尿酸水平。

(5) 用药前及用药期间要定期检查血尿酸及 24 小时尿尿酸水平。

(6) 用药期间应定期检查血象及肝肾功能。

【特殊人群用药】

(1) 儿童用药剂量应酌情调整。

(2) 老年人应谨慎用药,并应减少一日用量。

3. 非布司他:抑制尿酸合成

【适应证】痛风患者高尿酸血症。

【用法用量】推荐非布司他片的剂量为 20~40 mg,每日 1 次。如果 2 周后,血尿酸水平仍不低于 6 mg/dL(约 360 μmol/L),建议剂量增至 80 mg,每日 1 次。

【不良反应】

(1) 个别患者可能出现贫血、白细胞减少或增多、血小板减少、全血细胞减少等。

(2) 心绞痛、心房颤动、心悸、心动过缓、心动过速等。

(3) 耳聋、耳鸣、眩晕,视觉模糊。

(4) 腹胀、腹痛、便秘、口干燥、消化不良、胃肠不适等。

【禁忌证】接受硫唑嘌呤、巯嘌呤治疗的患者。

【注意事项】在服用本品初期,经常出现痛风发作频率增加。为预防治疗初期的痛风发作,建议同时服用 NSAIDs 或秋水仙碱,无须终止非布司他治疗。

【特殊人群用药】尚未确定本品治疗 18 岁以下患者的安全性和有效性。老年患者无须调整剂量。

二、中药

1. 土茯苓

百合科植物菝葜的干燥根茎。

【性味】味甘、淡,性平。

【归经】肝、胃经。

【功效】解毒,除湿,通利关节。

【用法用量】煎服,15~60 g。

【使用注意】肝肾阴亏者慎服。

【现代药理研究】促进尿酸排泄。

2. 薏苡仁

禾本科植物薏苡的干燥成熟种仁。

【性味】味甘、淡,性凉。

【归经】脾、胃、肺经。

【功效】利水渗透湿,健脾止泻,除痹,排脓,解毒散结。

【用法用量】煎服,9~30 g。

【使用注意】孕妇慎用。

【现代药理研究】促进尿酸排泄。

3. 车前子

车前草科植物车前或平车前的干燥成熟种子。

【性味】味甘,性寒。

【归经】肾、膀胱、肝经。

【功效】利水通淋,渗湿止泻,清肝明目,清热化痰。

【用法用量】煎服,9~15 g,宜包煎。

【使用注意】肾虚精滑者及孕妇慎用。

【现代药理研究】促尿酸排泄。

4. 泽泻

泽泻科植物泽泻的干燥块茎。

【性味】味甘、淡,性寒。

【归经】肾、膀胱经。

【功效】利水渗湿,泄热,化浊降脂。

【用法用量】煎服,6~10 g。

【使用注意】肾虚滑精、无湿热者禁服。

【现代药理研究】促进尿酸排泄。

5. 虎杖

蓼科植物虎杖的干燥根茎和根。

【性味】味微苦,性微寒。

【归经】肝、胆、肺经。

【功效】利湿退黄,清热解毒,散瘀止痛,止咳化痰。

【用法用量】煎服,9~15 g。

【使用注意】孕妇慎用。

【现代药理研究】抑制尿酸生成。

6. 栀子

茜草科植物山栀的果实。

【性味】味苦,性寒。

【归经】心、肺、三焦经。

【功效】泻火除烦,清热利湿,凉血解毒;外用消肿止痛。

【用法用量】煎服,6~10 g。

【使用注意】栀子苦寒伤胃,脾虚便溏者不宜用。

【现代药理研究】抑制尿酸生成,促进尿酸排泄。

7. 姜黄

姜科植物姜黄的干燥根茎。

【性味】味辛、苦,性温。

【归经】脾、肝经。

【功效】破血行气,痛经止痛。

【用法用量】煎服,3~10 g。

【使用注意】血虚无气滞血瘀者慎用,孕妇忌用。

【现代药理研究】抑制尿酸生成。

8. 荷叶

睡莲科植物莲的叶。

【性味】味苦,性平。

【归经】肝、脾、胃经。

【功效】清暑化湿,升发清阳,凉血止血。

【用法用量】煎服,3~10 g。

【使用注意】升散消耗,虚者忌用。

【现代药理研究】抑制尿酸生成。

9. 黄柏

芸香科植物黄皮树的干燥树皮。

【性味】味苦,性寒。

【归经】肾、膀胱经。

【功效】清热燥湿,泻火除蒸,解毒疗疮。

【用法用量】煎服,3~12 g。

【使用注意】苦寒伤胃,脾胃虚寒者忌用。

【现代药理研究】抑制尿酸生成。

10. 穿山龙

薯蓣科植物穿龙薯蓣的干燥根茎。

【性味】味甘、苦,性温。

【归经】肝、肾、肺经。

【功效】祛风除湿,舒筋通络,活血止痛,止咳平喘。

【用法用量】煎服,9~15 g。

【使用注意】粉碎加工后,注意防护,以免发生过敏反应。

【现代药理研究】抑制尿酸生成。

11. 萆薢

薯蓣科植物绵萆薢和粉背薯蓣的干燥根茎。

【性味】 味苦,性平。

【归经】 肾、胃经。

【功效】 利湿去浊,祛风除痹。

【用法用量】 煎服,9~15 g。

【使用注意】 肾阴亏虚、遗精滑精者慎用。

【现代药理研究】 抑制尿酸生成,促尿酸排泄。

12. 丹参

唇形科植物丹参的干燥根。

【性味】 味苦,微寒。

【归经】 心、肝经。

【功效】 活血祛瘀,通经止痛,清心除烦,凉血消痈。

【用法用量】 煎服,10~15 g。活血化瘀宜酒炙用。

【使用注意】 不宜与藜芦同用。

【现代药理研究】 抑制尿酸生成,促进尿酸排泄。

13. 白芍

毛茛科植物芍药的干燥根。

【性味】 味苦、酸,性微寒。

【归经】 肝、脾经。

【功效】 养血调经,敛阴止汗,柔肝止痛,平抑肝阳。

【用法用量】 煎服,6~15 g。

【使用注意】 不宜与藜芦同用。

【现代药理研究】 抑制尿酸生成。

14. 蒲公英

菊科植物蒲公英、碱地蒲公英或同属数种植物的干燥全草。

【性味】 味苦、甘,性寒。

【归经】 归肝、胃经。

【功效】 清热解毒,消肿散结,利尿通淋。

【用法用量】 煎服,10~15 g。

【使用注意】 阳虚外寒、脾胃虚弱者忌用。

【现代药理研究】 抑制尿酸生成。

附录三　常见食物嘌呤含量表

第1类：含嘌呤高的食物，每100 g 含 100~1 000 mg（无论处于急性发作期或间歇期的痛风患者均属禁食食品）	动物内脏	猪肝、牛肝、牛肾、猪小肠、动物脑、动物胰脏等
	水产类	白带鱼、白鲇鱼、沙丁鱼、凤尾鱼、鲢鱼、鲱鱼、鲭鱼、小鱼干、牡蛎、蛤蜊等
	其他	浓肉汁、浓鸡汤及肉汤、火锅汤、酵母粉等
第2类：含嘌呤中等量，每100 g含 90~100 mg（凡属间歇期的患者，可从其中选用一份动物性食品和一份蔬菜，但食用量不宜过多）	植物类	麦麸、麦胚、粗粮、绿豆、红豆、豌豆、豆腐干、豆腐、青豆、豌豆、黑豆、昆布、菠菜等
	畜禽肉类	猪肉、牛肉、羊肉、鸡肉、兔肉、鸭、鹅、鸽、火腿、牛舌等
	水产类	鳝鱼、鳗鱼、鲤鱼、草鱼、鳕鱼、鲑鱼、黑鲳鱼、大比目鱼、虾、龙虾、螃蟹等
第3类：含微量嘌呤，每100 g含量 < 50 mg（患者可随意选食，不必严格控制）	谷类、薯类	粳米、米粉、小米、糯米、大麦、小麦、荞麦、面粉、面条、面包、馒头、麦片、马铃薯等
	蔬菜类	白菜、芥菜、芹菜、青菜叶、空心菜、芥蓝、韭菜、黄瓜、苦瓜、冬瓜、南瓜、丝瓜、西葫芦、茄子、豆芽菜、青椒、萝卜、洋葱、番茄等
	水果类	橙、橘、苹果、梨、桃、西瓜、哈密瓜、香蕉等
	蛋乳类	鸡蛋、鸭蛋、皮蛋、牛奶、奶粉、乳酪、酸奶、炼乳等
	硬果类及其他	红枣、葡萄干、木耳、瓜子、杏仁、栗子、莲子、花生、核桃仁、花生酱、枸杞子、茶、猪血、猪皮、海参、海蜇皮、海藻等